Katharina Brinkmann

Die 30 Tage Bikini-Challenge

Spielend leicht abnehmen und dauerhaft schlank bleiben

riva

Inhalt

1 Mit der Bikini-Challenge in 30 Tagen zur Topform 6

Die Herausforderung annehmen 8

Was erwartet dich in den nächsten 30 Tagen? 8

Deine Ernährung – die Basics 9

Dein Training – der Schlüssel zum Erfolg 20

Dein Erfolg – wie du dich motivierst 22

2 Einfache und leckere Rezepte für einen strukturierten Tag ... 24

Mit der richtigen Ernährung die Kilos im Griff 26

Frühstück – dein Start in den Tag 27

Mittagessen – Energieschub für die zweite Tageshälfte 30

Abendessen – den Tag ausklingen lassen 39

Stoffwechselturbos für zwischendurch 47

INHALT

3 Deine 30-Tage-Challenge **50**

Wie läuft die Challenge ab? 52

So funktionieren die Trainingspläne 53

Was passiert nach den 30 Tagen? 61

4 Die Übungen im Überblick **122**

Bauch intensiv 124

HIIT 126

Krafttraining für den Unterkörper 130

Krafttraining für den ganzen Körper 132

Dehnübungen 136

Yoga 140

Anhang

Deine Vorlagen zum Ausfüllen 143

Übungsregister 144

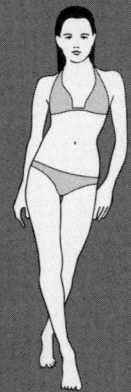

Mit der Bikini-Challenge in 30 Tagen zur Topform

Vom Anfänger bis zum Fitnessliebhaber –
diese 30-Tage-Challenge bietet dir alles, was du
benötigst, um deinen Körper in Topform zu bringen:
effektive und abwechslungsreiche Workouts in Kombination mit gesunden Low-Carb-Rezeptideen. Du erhältst
strukturierte Tagespläne und kleine Motivationsbooster,
die keine Langeweile aufkommen lassen und dich
deinem Ziel jeden Tag Schritt für Schritt näher bringen.

Die Herausforderung annehmen

30 Tage sind ein überschaubarer Zeitraum, in dem es realistisch ist, sichtbare Erfolge zu erzielen. Vor allem ist es ein realistischer Zeitraum, um durchzuhalten, denn die größte Herausforderung liegt im Durchhalten und in dem erfolgreichen Abschließen der Challenge. Nach einem Monat hast du die Challenge geschafft, kannst auf deine erbrachte Leistung stolz sein und das Resultat genießen. Im Erfolg liegt die Motivation und Ergebnisse wirst du mit dem 30-Tage-Bikini-Programm definitiv erzielen: sichtbar straffere Kurven, spürbar mehr Kraft und Stärke und ein besseres Körpergefühl. Hier die Vorteile der 30-Tage-Bikini-Challenge auf einen Blick:

- **Zeitlich begrenzt:** 30 Tage, also ein Monat, sind ein überschaubarer Zeitraum, um kurz vor dem Urlaub, zum Jahresbeginn oder als Trainingsbooster zum gewohnten Training das Projekt »Beachbody« anzugehen.
- **Abwechslungsreich:** Die Challenge bietet dir ein wohldurchdachtes und abgestimmtes Paket aus Training, Ernährung und Motivations- und Wissensvermittlung in einem. Diese drei Säulen, die jeden Tag ineinandergreifen, holen das Beste aus deinem Zeit- und Energiemanagement heraus.
- **Klare Struktur:** »Keep it simple!« lautet das Motto. Du findest im Buch klare und verständliche Workouts, mit denen du direkt starten kannst. Illustrationen und Trainingspläne mit Angaben zu den Wiederholungs- und Satzzahlen machen das Training effektiv und gut verständlich. Du erhältst Rezeptideen für jeden Tag und Unterstützung beim Protokollieren deines Erfolgs.
- **Alltagstauglich:** Du kannst das gesamte Programm, einzelne Wochen oder auch nur Tage jederzeit wieder aufgreifen, um dir im Alltag eine Extraportion Motivation zu holen. Die Rezepte sind simpel und lecker, die Workouts so aufgebaut, dass du mit wenig Equipment fast immer und überall trainieren kannst.
- **Suche die Challenge mit anderen:** Challenges können ansteckend sein. Nimm die Challenge zusammen mit deinem Freund oder Freundinnen auf oder gründe direkt eine Challengegruppe. Der gegenseitige Erfahrungsaustausch und das gegenseitige Pushen erhöhen die Motivation und den Spaßfaktor.

Was erwartet dich in den nächsten 30 Tagen

Ganz gleich, ob du noch nie Krafttraining gemacht hast, nach einer Trainingspause eine besondere Motivation suchst, um wieder fit zu werden, oder ob du dein regelmäßiges Training mit den 30 intensiven Tagen für die Bikinifigur aufwerten möchtest – dieser 30-Tage-Plan bietet dir genau das, was du benötigst, um deinen Körper in Form zu bringen: eine klare und einfache Struktur, um jeden Tag optimal zu nutzen, effektive Trainingsmethoden und -übungen, die dein Training auch über die 30 Tage hinaus pushen werden, und das Wichtigste: Erfolg! Erste sichtbare Veränderungen wirst du schon nach wenigen Tagen feststellen können – und das ist die größte Motivation.

Unabhängig von deinem aktuellen Fitnesslevel wirst du Muskeln aufbauen, dein Körperfett reduzieren und deinen Körper in Form bringen. Du wirst dich durch die Kombination von Training und Ernährung von innen heraus fitter und stärker fühlen, was dir wiederum neue Energie schenkt und dich motiviert, alles zu geben.

Mit der 30-Tage-Bikini-Challenge steht die schlanke und sexy Körpersilhouette im Vordergrund. Das Gewicht ist dabei eher nebensächlich, denn durch die kurzen knackigen Workouts wird das Fett ganz von allein schmelzen und die Muskeln an Bauch, Beinen und Po werden definiert und sichtbar. Wichtig dabei ist natürlich, dass du den Ernährungstipps folgst. Sie unterstützen deinen Körper beim Aufbau der Muskulatur und beim Abbau von Fettmasse.

An jedem einzelnen Tag deiner 30-Tage-Challenge erwartet dich ein kurzes Workout. An manchen Tagen sind es strukturierte Kraft-Workouts für spezielle Körperpartien oder den gesamten Körper. An anderen Tagen geht es darum, eine herausfordernde, sportliche Challenge zu bewältigen oder mit einem hochintensiven Kraft-Ausdauer-Training deinen Fettstoffwechsel in Schwung zu bringen. Die Challenge gibt dir auch die Möglichkeit, das Bikinitraining mit deinen gewohnten sportlichen Aktivitäten zu kombinieren. Natürlich steht dir auch ein Ruhetag zu, an dem du mit Stretchingübungen an deiner Beweglichkeit und Geschmeidigkeit arbeitest. Zusätzlich erfährst du täglich, wie du deine Ernährung optimieren oder deiner Motivation einen ganz besonderen Kick geben kannst. Langweilig wird es nicht – versprochen!

Deine Ernährung – die Basics

Bevor du deine Bikini-Challenge startest, solltest du dich mit ein paar grundlegenden Dingen zum Thema Ernährung auseinandersetzen: zum einen um zu verstehen, wie dein Körper funktioniert, und zum anderen um einen gesunden Lebensstil auch langfristig in deinem Alltag etablieren zu können. Einige Informationen werden dir schon bekannt sein, nimm dir dennoch die Zeit, die Basics von A bis Z durchzugehen, um dir ein solides Wissensgerüst für die nächsten 30 Tage zu bauen.

Eines möchte ich dir noch vorweg mit auf den Weg geben: *Die* ultimative, richtige Ernährung gibt es nicht! Jeder Körper ist unterschiedlich, reagiert anders und wird anders belastet. Allein der Blick in Ernährungsforen, Bücher oder Zeitungen zeigt, dass es wohl kein Thema gibt, bei dem die Meinungen dermaßen weit auseinanderdriften, ja sich zum Teil diametral gegenüberstehen. Ein Grund mehr, durch ein fundiertes Grundlagenwissen selbstständig für den eigenen Körper entscheiden zu können. Mit den grundlegenden Fakten aus diesem Kapitel ist es dir möglich, die für dich optimale Ernährungsstrategie zu entwickeln – auch über 30 Tage hinaus. Bewusst geht es nicht darum, eine bestimmte Diätform zu praktizieren, sondern sich mit den richtigen und wichtigen Nährstoffen satt zu essen, die dein Training bestmöglich unterstützen. In diesem Zusammenhang ist es sinnvoll, dass du einen Blick auf deine Kalorienbilanz wirfst.

Wie dein täglicher Energiebedarf aussehen sollte

Die Grundregel aller Diäten lautet: Nimm weniger Kalorien (oder Energie) zu dir, als du verbrauchst. Oder aus der bewegungsorientierten Sicht: Verbrenne mehr Kalorien, als du deinem Körper zuführst. Man nennt das Kaloriendefizit. Diese einfache und simple Rechnung leuchtet ein. Bei einem Kaloriendefizit (mehr Verbrauch als Aufnahme) spricht man von einer negativen Kalorienbilanz. Dein Ziel für die nächsten 30 Tage wird sein: Verbrenne jeden Tag etwas mehr, als du aufnimmst, um ein tägliches Kaloriendefizit zu erreichen. Aber Achtung: Das Defizit darf nicht zu groß sein, sonst baut der Körper wertvolle Muskelmasse ab!

500 Kilokalorien (kcal) Kaloriendefizit pro Tag gelten als Maximalwert. Bei einer Kalorienreduktion von mehr als 600 bis 700 kcal würden Heißhungerattacken und Gelüste sicherlich nicht lange auf sich warten lassen. Da es dein Ziel sein sollte, dennoch genügend Energie für die täglichen Trainingseinheiten zu haben, solltest du bei einem Defizit von 300 bis 400 kcal pro Tag liegen.

An dieser Stelle muss nochmals erwähnt werden, dass es nicht darum geht, täglich Kalorien zu zählen. Ganz im Gegenteil: Durch das tägliche, intensive Training soll gar nicht erst der Gedanke aufkommen, eine strenge Diät zu befolgen; vielmehr steht die Idee im Vordergrund, genügend wichtige Nährstoffe zu sich zu nehmen, ein Gefühl für den individuellen Energieverbrauch zu bekommen und zu verstehen, warum die in diesem Programm empfohlenen Ernährungsformen und Trainingsmethoden so erfolgreich wirken. Der tägliche Energiebedarf besteht aus drei Komponenten:

- **Grundumsatz** (macht circa 50 bis 75 Prozent des Gesamtenergiebedarfs aus)
- **Leistungsumsatz** (macht circa 15 bis 40 Prozent des Gesamtenergiebedarfs aus)
- **Thermogenese** (macht circa 10 Prozent des Gesamtenergiebedarfs aus)

In der 30-Tage-Bikini-Challenge steht die Steigerung des Leistungsumsatzes im Vordergrund, denn dabei wird vor allem die stoffwechselaktive Muskulatur beansprucht. Durch Krafttraining wird zusätzlich Muskulatur aufgebaut und dadurch auch der Grundumsatz gesteigert. Wir schlagen also zwei Fliegen mit einer Klappe. On top nutzen wir die stoffwechselaktivierende Wirkung (Thermogenese) bestimmter Nährstoffe, um die besten Effekte aus Training und Ernährung herauszuholen.

Um den individuellen Energiebedarf zu berechnen, werfen wir zunächst einen Blick auf den *Grundumsatz* (GU). Der Grundumsatz ist der Energiebedarf einer Person im liegenden Zustand ohne jegliche körperliche Bewegung. Unser Gehirn ist dabei mit 25 Prozent des Gesamtumsatzes unser Energieverbraucher Nummer eins. Mit 20 bis 25 Prozent folgt dann aber schon unsere wertvolle Muskulatur. Der Grundumsatz wird natürlich noch von weiteren Parametern wie Geschlecht, Alter, Körpergewicht, Körpergröße, Genetik oder auch dem Hormonhaushalt beeinflusst. Zur genaueren Berechnung des Grundumsatzes hat sich die Harris-Benedict-Formel bewährt.

Für den männlichen GU (in Kalorien) gilt:
66 + (13,8 x Gewicht in kg) + (5,0 x Größe in cm) – (6,8 x Alter in Jahren)

DEINE ERNÄHRUNG – DIE BASICS

Für den weiblichen GU (in Kalorien) gilt:
655 + (9,5 x Gewicht in kg) + (1,9 x Größe in cm) – (4,7 x Alter in Jahren)

Eine 29-jährige Frau mit einer Körpergröße von 1,72 Meter und einem Gewicht von 70 Kilo hat laut dieser Formel einen Grundumsatz von 1500 Kilokalorien.

Mein persönlicher Grundumsatz

Männlich

66 + (13,8 x _____ kg) + (5,0 x _____ cm) – (6,8 x _____ Jahre)

66 + _____ + _____ – _____ = _____

Weiblich

655 + (9,5 x _____ kg) + (1,9 x _____ cm) – (4,7 x _____ Jahre)

655 + _____ + _____ – _____ = _____

Wenn du es dir etwas einfacher machen möchtest, finden sich auch im Internet zahlreiche Kalorienumsatzrechner, die auf der Harris-Benedict-Formel basieren.

Den Grundumsatz zu kennen, ist bereits der erste Schritt zur Berechnung des Kalorienverbrauchs. Allerdings hält unser Körper in der Regel tagsüber keine absolute Ruhe – ganz im Gegenteil und zum Glück! In den 30 Challengetagen wird dein Körper einen großen Teil der Energie durch hartes Training verbrauchen. Die kurzen, intensiven HIIT-Einheiten und die knackigen Workcuts werden den *Leistungsumsatz* stark befeuern.

Für die Berechnung des Gesamtenergiebedarfs rechnet man mit dem sogenannten *PAL-Faktor* (PAL = Physical Activity Level). Der PAL-Wert ist ein Maß für die körperliche Aktivität einer Person und wird mit dem individuellen Grundumsatz multipliziert.

GU x PAL-Wert = Gesamtumsatz

Wie berechnet sich der PAL-Wert? Der PAL-Wert wird für die tägliche Arbeit (typischerweise 8 Stunden), für die tägliche Schlafdauer (typischerweise 8 Stunden) und die verbleibende tägliche freie Zeit (ca. 8 Stunden) zusammengerechnet und durch 3 geteilt. Das Training fließt in den Freizeitumsatz mit ein. Hier kann pauschal 0,1 für jede Stunde Sport addiert werden. Oder als Alternative den Sport separat zum errechneten Gesamtumsatz addieren. Im Internet finden sich zahlreiche Tabellen zum Kalorienverbrauch je Kilogramm Körpergewicht bei verschiedenen Sportarten.

Belastung	PAL-Wert
Nachtruhe	0,95
ausschließlich sitzende/liegende Tätigkeit	1,2
ausschließlich sitzende Tätigkeit; wenig/keine körperliche Aktivität in der Freizeit	1,4–1,5
sitzende Tätigkeit, zusätzlicher Energieaufwand für zeitweilige gehende/stehende Tätigkeiten	1,6–1,7
überwiegend gehende/stehende Tätigkeit	1,8–1,9
körperlich anstrengende berufliche Arbeit/sportliche Aktivität	2,0–2,4

Hier ein Rechenbeispiel für eine Büroangestellte mit ausschließlich sitzender Tätigkeit, die sich in ihrer Freizeit geringfügig mehr bewegt, aber dreimal pro Woche 90 Minuten joggt.

$$(\text{PAL Arbeitstag}) + (\text{PAL Freizeit}) + (\text{PAL Schlaf}) / 3$$
$$= (1{,}4 + 2{,}05 + 0{,}95) / 3$$
$$= 1{,}466$$

Berechnung von PAL-Wert und Energiebedarf

Mein persönlicher PAL-Wert

(PAL Arbeitstag) + (PAL Freizeit) + (PAL Schlaf) / 3

= (_____ + _____ + _____) / 3

= _____

Mein persönlicher Energiebedarf

PAL-Gesamtwert x GU in kcal

_____ x _____ kcal

_____ kcal pro Tag

Auch wenn es zunächst etwas aufwendig erscheint, lohnt sich die Zeit für die Berechnung, um den tatsächlichen Energieverbrauch zu ermitteln. Nicht selten überschätzen wir unsere körperlichen Aktivitäten und unterschätzen die Kalorienmenge, die wir dem Körper zuführen. Nun ist die Rechnung ganz simpel: Um abzunehmen, solltest du unter deinem Energiebedarf liegen. Führen wir unserem Körper weniger zu, als er benötigt, bedient er sich an den Depots. Bedenke dabei, dass unser Grundumsatz 50 bis 70 Prozent des gesamten Energiebedarfs ausmacht. Wichtig: Menschen mit einem hohen Muskelanteil haben einen höheren Grundumsatz, da Muskeln stoffwechselaktiv sind. Wer abnehmen möchte, sollte also versuchen, seinen Muskelanteil mit einem gezielten und intensiven Krafttraining nach oben zu schrauben.

Wenn es um die Qualität der Nährstoffaufnahme geht, also darum, *was* gegessen werden sollte, spielt neben der Kalorienzahl auch die Thermogenese eine wichtige Rolle. Die drei Makronährstoffe Kohlenhydrate, Fette und Proteine liefern unserem Körper nicht nur, sondern verbrauchen auch Energie bei den notwendigen Verdauungs-, Abbau- und Transportprozessen. Nach dem Essen steigt die Körpertemperatur, der gesamte Stoffwechsel ist aktiver. Die Thermogenese hält bei gleichem Kaloriengehalt nach eiweißreicher Nahrung doppelt so lange an wie nach einer kohlenhydrat- oder fettreichen Mahlzeit. Sie kann bei Eiweißen bis zu 25 Prozent der aufgenommenen Energie ausmachen, bei Fetten hingegen nur wenige Prozent. Bei Proteinen hält dieser »Nachbrenneffekt« mit bis zu 18 Stunden zur Verstoffwechslung am längsten an. Wer abnehmen möchte, kommt also nicht nur wegen der Proteine für den Muskelaufbau, sondern auch zur Stoffwechselaktivierung nicht an einer eiweißreichen Ernährung vorbei.

Die bekanntesten Ernährungsformen im Überblick

Vom Paleo-Liebhaber über klassische Trennkostverfechter bis hin zum glutenfreien Veganer: Moderne Foodtrends halten sich mit altbewährten Ernährungsphilosophien die Waage. Eigentlich sind wir Allesesser – eigentlich. Viele Menschen entscheiden sich bewusst für eine besondere Ernährungsform, andere müssen aus gesundheitlichen Gründen auf bestimmte Nahrungsmittel verzichten. Gar nicht so einfach, da den Überblick zu behalten. Hier eine Übersicht über die Hintergründe und Philosophie der gängigsten Ernährungsformen.

Wie sich Vegetarier ernähren

Vegetarier verzichten auf Fleisch und Fisch, nehmen aber andere tierische Erzeugnisse wie Milch und Eier zu sich. Oft stehen moralische Hintergründe hinsichtlich Tier- und Klimaschutz im Vordergrund. Laut einer Studie von Statista (Stand: August 2019) ernähren sich in Deutschland mittlerweile rund 6,1 Millionen Menschen vegetarisch. Der Blick auf die Speisekarten vieler Restaurants oder in die Regale der Lebensmittelmärkte zeigt, dass der vegetarische Lebensstil voll und ganz in der Gesellschaft angekommen ist. Für den Eiweißbedarf des Körpers gibt es zahlreiche Alternativen: Getreide, Hülsenfrüchte, Pseudogetreide wie Buchweizen oder Amaranth sowie Milch und Ei liefern dem Körper genügend Eiweiß. Durch die Kombination verschiedener Lebensmittel lässt sich die biologische Wertigkeit des Proteins erhöhen: Eine der besten Kombinationen besteht aus Mais mit Bohnen oder Ei mit Kartoffeln.

 Bikinifazit: Aufgrund der vielen Möglichkeiten, pflanzliche Proteine aufzunehmen, und der reduzierten Fettzufuhr durch Fleisch ist diese Ernährungsform absolut empfehlenswert.

Die Ernährungsphilosophie der Veganer

Veganer ernähren sich rein pflanzlich und verzichten im Gegensatz zu den Vegetariern auf alle tierischen Lebensmittel (sowohl vom lebenden als auch vom toten Tier). Auf ihrem Speiseplan stehen Gemüse, Obst, Getreide, Hülsenfrüchte, Nüsse, Samen und pflanzliche Fette. Strenge Veganer lehnen auch Honig sowie Bekleidung aus Wolle, Pelz und Leder ab. Laut einer Befragung des Marktforschungsinstituts Skopos ernähren sich aktuell 1,3 Millionen Menschen in Deutschland rein pflanzlich (Stand 2016). Tendenz steigend, denn auch die Lebensmittelindustrie macht es Veganern immer einfacher, ihre Philosophie zu leben. Mittlerweile gibt es eine riesige Auswahl an Milchalternativen – von Soja-, Dinkel- und Haferdrink über Reis- und Kokos- bis zum Cashew- und Macadamiadrink. Vegane Aufstriche, Fleischersatz, veganer Käse und andere vegane Lebensmittel ergänzen die Sortimente.

Angemerkt werden muss aber, dass Veganer schwerer Muskeln aufbauen. Sie nehmen vergleichsweise wenig Kalorien auf und müssen große Mengen an pflanzlichen Proteinen zu sich nehmen, um den Eiweißbedarf zu decken. Das gestaltet sich oft schwirig, da pflanzliches Eiweiß deutlich schlechter verdaulich ist als tierisches. Veganer sollten nach dem Sport zu rein pflanzlichem Reisprotein, Hülsenfrüchten oder Erdnüssen greifen.

 Bikinifazit: Während der Challenge ist diese Ernährungsweise wegen der geringen Proteinzufuhr weniger zu empfehlen.

Warum Low Carb (doch) so gesund ist

Wer sich mit dem Thema Gewichtsreduktion und Ernährung auseinandersetzt, kommt an Low Carb nicht vorbei. Low Carb bedeutet, die Aufnahme von Kohlenhydraten drastisch zu reduzieren. Kohlenhydratreiche Lebensmittel werden bei der Low-Carb-Ernährung vor allem durch fett- und eiweißreiche Lebensmittel ersetzt. Die Mahlzeiten bestehen in der Regel hauptsächlich aus Fisch, Fleisch und Milchprodukten sowie Gemüse. Stärkehaltige Kohlenhydratlieferanten wie Kartoffeln, Reis, Brot und Nudeln sind nur in kleinen Mengen erlaubt. Auf Süßigkeiten, Kuchen und Zucker wird meist völlig verzichtet. Vor allem am Abend ist die kohlenhydratarme Ernährung angesagt, damit die Fettverbrennung über Nacht nicht blockiert wird.

 Bikinifazit: Top! Die Wissenschaft konnte nachweisen, dass sich eine Low-Carb-Ernährung positiv auf Gewichtsverlust und Stoffwechsel auswirkt: Sie lässt die Pfunde schneller schmelzen als eine fettarme Ernährung. Daraus resultiert auch eine positive Veränderung der gesamten Körperzusammensetzung: mehr Muskulatur, weniger Fett.

Was es mit der Paleo-Diät auf sich hat

Die Paleo-Diät wird auch als Steinzeitdiät (Paläolithikum = Altsteinzeit) bezeichnet und ist eine alternative Ernährungsform, die nur Lebensmittel zulässt, die auch unsere Vorfahren schon verzehrt haben. Erlaubt sind vor allem frische und naturbelassene Lebensmittel wie Fleisch, Fisch, Meeresfrüchte, Eier, Gemüse,

DEINE ERNÄHRUNG – DIE BASICS

Obst, Kräuter, Samen, Nüsse und einige Fette. Ausgeschlossen sind Getreide, Hülsenfrüchte, Zucker, Milchprodukte, Zusatzstoffe und stark verarbeitete Fette.

Der Hintergrund dazu: An diese Steinzeiternährung ist unser Organismus seit 2,5 Millionen Jahren angepasst – er kann diese Kost deshalb problemlos verdauen und bestens verwerten. Diese stark eiweißbetonte, kohlenhydratarme Steinzeitdiät in Kombination mit Krafttraining lässt die Muskeln wachsen. Wichtig auch: Die Eiweißaufnahme reguliert bei jeder Mahlzeit den Blutzuckerspiegel. Infolgedessen schießt der Blutzuckerspiegel nicht so schnell in die Höhe und somit bleiben auch Heißhungerattacken aus.

 Bikinifazit: Die Paleo-Ernährung ist eine recht drastische und je nach Geschmackstyp auch stark einschränkende Ernährungsform. Kurzfristig durchaus machbar und erfolgversprechend, langfristig eher schwierig für Menschen, die ungern auf Brot, Nudeln und Co. komplett verzichten möchten.

Clean Eating – die »reinste« Form zu essen

Anhänger des Foodtrends Clean Eating (was so viel bedeutet wie »reines Essen«) ernähren sich so natürlich wie möglich. Fertigprodukte, Zucker und Fast Food werden gemieden. Dafür stehen naturbelassene, saisonale und regionale Lebensmittel wie Obst, Gemüse, Fleisch, Fisch, unbehandelte Milchprodukte und Nüsse auf dem täglichen Speiseplan. Im Gegensatz zur Paleo-Diät darf auch Getreide gegessen werden, am besten aber in der Vollkornvariante. Eigentlich nichts Neues, denn die Empfehlungen entsprechen einer klassischen Mischkost – alles ist erlaubt. Das Besondere ist vor allem der Wunsch nach Naturbelassenheit, um den unverfälschten Geschmack wieder in den Vordergrund zu rücken. Auf Konservierungs- und Zusatzstoffe wird komplett verzichtet.

 Bikinifazit: Daumen hoch! Gesundheitsbewusster Ansatz, bei dem weniger das Abnehmen, sondern Gesundheit und Lifestyle im Vordergrund stehen. Außerdem ist das Clean Eating gut kombinierbar mit Low Carb und Co.

Aktuelle Trends beim Fasten

Heilfasten nach Buchinger, Suppenfasten nach Hildegard von Bingen oder Milch-Semmel-Fastenkur nach F. X. Mayr – das hört sich zunächst nach Verboten und Abstinenz an. Der aktuelle Trend, wenn man sich mit dem Thema Fasten beschäftigt, geht unverkennbar zum *Intervallfasten*, auch intermittierendes Fasten genannt. Hierbei wird für eine bestimmte zeitliche Periode pro Tag oder pro Woche auf Essen verzichtet. Zeitweises Fasten ist für unseren Körper kein Problem. Historisch betrachtet ist diese Art des Verzichts für den Menschen nicht untypisch – wenn auch eher unfreiwillig: Brachte die Jagd keine Beute ein oder zerstörten Unwetter ganze Felder, musste gehungert werden. Früher wurde ständig – wenn auch unbewusst – im Intervall gefastet. Der menschliche Organismus ist darauf eingestellt. Heute ist das intermittierende Fasten nicht zuletzt deshalb so beliebt, weil nicht nur die Pfunde purzeln, sondern auch der Jo-Jo-Effekt ausbleibt. Eine Studie des deutschen Krebsforschungszentrums (DKFZ) konnte belegen, dass sich intermittierendes Fasten besonders positiv auf die Reduktion von Bauchfett, dem sogenannten viszeralen Fett, auswirkt. Die Muskelmasse kann trotz Kaloriendefizit gut erhalten werden, während der Körper verstärkt lernt, die Fettreserven als Energiequelle zu nutzen. Hier die bekanntesten Intervallfastenmethoden im Vergleich.

	Methodik	**Training**	**Zielgruppe**	**Nachteile**
16:8	16 Stunden fasten, 8 Stunden essen	Das Training nach den 16 Fastenstunden greift direkt die Fettreserven an. Top!	Dank der Flexibilität (egal wann gefastet wird) für Einsteiger gut geeignet.	Organisation
1-0-in-2	»Eins-null-in-zwei« steht für einen Tag nach Belieben essen und einen Tag fasten.	Das Kaloriendefizit nach einer Woche ist beachtlich. Das Training an den Fastentagen sollte mit etwas geringerer Intensität geplant werden.	Für Abnehmwillige geeignet, die ihre Ernährung nicht umstellen wollen und zwei bis drei Fastentage in Kauf nehmen.	Den Nullertag überstehen.
5:2	An zwei Tagen pro Woche fasten – egal an welchen. An Fastentagen sind 500 kcal erlaubt.	Kann gut mit Sport kombiniert werden. Ausdauereinheiten an den Fastentagen; Krafttraining an den Essenstagen.	Für Abnehmwillige geeignet, denen 1-0-in-2 zu heftig ist.	Durch die erlaubten Kalorien am Fastentag wird der Blutzucker dennoch angeregt und der eigentliche Fasteneffekt geht verloren.

Die Makronährstoffe – unsere Energielieferanten

Kohlenhydrate, Fette (Lipide) und Proteine (Eiweiß) bezeichnet man als Makronährstoffe. Die Makronährstoffe sind Hauptbestandteil unserer Nahrung und weisen verschiedene Energiedichten auf, das heißt, pro Gramm liefern sie unterschiedlich viel Energie (Kalorien). Ein Gramm Fett liefert beispielsweise 9,3 Kalorien. Ein Gramm Kohlenhydrate dagegen nur 4,1 Kalorien. Dank der Formel zu deinem persönlichen Energiebedarf weißt du bereits, wie viel Energie dein Körper benötigt.

Energiewert der Makronährstoffe	
1 g Kohlenhydrate	4,1 kcal
1 g Protein	5,6 kcal
1 g Fett	9,3 kcal
1 g Alkohol	7,0 kcal

Kohlenhydrate – Energie für den Körper

Kohlenhydrate gelten als Energielieferant Nummer eins. Unser Gehirn und das Nervensystem sind am stärksten auf die Energie aus Kohlenhydraten angewiesen. Unsere Muskulatur kann zeitweise auch auf Fette oder Proteine als Energiequelle zurückgreifen. Bei kurzen intensiven sportlichen Belastungen sind Kohlenhydrate allerdings die effektivste Energiequelle, um dem Körper Power zu liefern. Monosaccharide (Einfachzucker) sind der Grundbaustein für Kohlenhydrate. Man unterscheidet je nach Kettenlänge zwischen:

- Einfachzucker (Monosaccharide) = Traubenzucker, Fruchtzucker, Galaktose
- Zweifachzucker (Disaccharide) = Milchzucker, Malzzucker, Rohrzucker
- Mehrfachzucker (Oligosaccharide) = künstlicher Zucker
- Vielfachzucker (Polysaccharide) = Stärke, Glykogen

Wichtige Kohlenhydratquellen sind vor allem die langkettigen Vielfachzucker, wie sie in Kartoffeln, Getreide, Reis und Hülsenfrüchten vorkommen. Gespeichert werden Kohlenhydrate in Form von Glykogenen in der Leber und der Muskulatur. Die Glykogenspeicher stehen bei körperlicher Belastung zur Verfügung und werden durch eine kohlenhydratreiche Mahlzeit wieder aufgefüllt. Kohlenhydrate liefern außerdem wichtige Ballaststoffe, die teilweise unsere Darmbakterien ernähren und dafür sorgen, dass unser Blutzuckerspiegel bei kohlenhydratreicher Kost langsamer ansteigt. Sie quellen im Körper stark auf, was zur Folge hat, dass unser Hungergefühl schnell abnimmt und wir schneller satt sind. Als ballaststoffreich gelten zum Beispiel Samen, Nüsse, Haferflocken und Vollkornbrot, aber auch Obst und Gemüse.

Die DGE (Deutsche Gesellschaft für Ernährung) empfiehlt, mindestens 50 Prozent der täglichen Energie in Form von Kohlenhydraten aufzunehmen. Bevorzugt werden sollten komplexe Kohlenhydrate – wie oben genannt. Sie verursachen keine Blutzuckerspitzen, halten lange satt und wirken sich, dank der hohen Ballaststoffdichte, positiv auf die Darmgesundheit aus.

Fette – hier wird die Energie gespeichert

Fette, auch Lipide genannt, sind neben den Kohlenhydraten die wichtigsten Energielieferanten und Geschmacksträger. Unentbehrlich sind Fette jedoch als Träger der fettlöslichen Vitamine und als Baustoff für Gewebehormone und Zellen. Sie kommen sowohl in fester Form wie in Butter oder Kokosfett als auch in flüssiger Form wie in Pflanzenölen auf unserem Speiseplan vor. Man unterscheidet zwischen:

- gesättigten Fettsäuren (Fleisch, Milch, Butter, Kokosfett)
- einfach und mehrfach ungesättigten Fettsäuren (Olivenöl, Leinöl, Rapsöl, Nüsse und Nussöle, Avocados, Kaltwasserfische)
- Transfettsäuren (Gebackenes, Frittiertes, Magarine)

Zu den mehrfach ungesättigten Fettsäuren zählen Omega-6- und Omega-3-Fettsäuren. Diese sind essenziell und müssen durch die Nahrung aufgenommen werden. Das Verhältnis von Omega-6- und Omega-3-Zufuhr sollte etwa 5:1 betragen. Im Allgemeinen enthält unsere Nahrung durch die vermehrte Nutzung von günstigen Omega-6-reichen Pflanzenölen in der Nahrungsmittelindustrie heute deutlich mehr Omega-6-Fette, sodass das Verhältnis 5 : 1 sich immer mehr in Richtung der Omega-6-Fette verschiebt.

Die ungesättigten Fette gelten aus gesundheitlicher Sicht als besonders wertvoll für die Blutzirkulation und antientzündliche Reaktionen im Körper. An Transfetten sollte dagegen eher gespart werden.

Der Fettanteil in unserer Ernährung sollte um die 30 bis 35 Prozent liegen. Gesättigte Fette sollten maximal 10 Prozent der Gesamtenergiezufuhr ausmachen.

Proteine – damit die Muskeln gut versorgt sind

Proteine, auch Eiweiße genannt, sind der Makronährstoff, der beim Muskelaufbau nicht wegzudenken ist. Klar ist, Proteine und Muskeln – das passt zusammen. Aber was sind Proteine eigentlich? Ein Protein besteht aus kettenartig miteinander verknüpften Aminosäuren. Im Körper kommen insgesamt 20 Aminosäuren vor. Einige davon sind nicht essenzielle, andere essenzielle Aminosäuren. Essenzielle Aminosäuren können vom Körper nicht in ausreichendem Maß selbst hergestellt werden und müssen deshalb über die Nahrung zugeführt werden. Um diesen Bedarf zu decken, ist eine ausgewogene Ernährung mit verschiedenen proteinhaltigen Nahrungsmitteln wichtig. Tierische Produkte, insbesondere Fleisch und Fisch, enthalten eine Zusammensetzung von Aminosäuren, die der des Menschen sehr ähnlich ist. Aber auch pflanzliche Produkte wie Hülsenfrüchte, Getreide, Nüsse und Sojaprodukte stellen eine gute Proteinquelle dar.

Unsere Muskulatur ist mit einem Anteil von etwa 60 Prozent der Hauptproteinspeicher. Dieser Speicher wird allerdings nicht direkt als Energiequelle, sondern vielmehr als Baustoff verwendet. Empfohlen werden ein Gramm Eiweiß pro Kilogramm Körpergewicht. Bei Krafttraining mit dem Ziel, Muskeln aufzubauen, kann die Aufnahme auf 1,2 bis 1,8 Gramm pro Kilogramm Körpergewicht gesteigert werden.

Die Mikronährstoffe – unsere unentbehrlichen kleinen Wunderwaffen

Mikronährstoffe – Vitamine, Mineralstoffe und sekundäre Pflanzenstoffe – liefern keine Energie, erfüllen aber andere lebensnotwendige Funktionen in unserem Körper und müssen über die Nahrung aufgenommen werden. Dies geschieht zwar nur in geringen Mengen, Mängel können jedoch zu ernsthaften gesundheitlichen Problemen führen.

Vitamine – entscheidende Rädchen für unseren Stoffwechsel

Vitamine sind Turbos für den Stoffwechsel und können vom Körper nicht selbst hergestellt werden. Daher lohnt es sich, einen Blick auf die persönliche Vitaminbilanz zu werfen. Die Vitamine A, D, E und K benötigen Fette, um vom Körper aufgenommen zu werden. Man nennt sie lipophil. Die Vitamine B und C sind wasserlöslich, also hydrophil. Daher ist es zum Beispiel wichtig, den selbst gemachten Smoothies immer ein wenig Öl beizumischen, um die darin enthaltenen Vitamine aufnehmen zu können. Obst und Gemüse sind unsere natürlichsten und nährstoffreichsten Vitaminquellen. Wer sie täglich auf dem Speiseplan stehen hat, muss nicht auf Vitaminpräparate oder Nahrungsergänzungsmittel zurückgreifen. Das Gute daran ist, Gemüse hat wenig Kalorien und kann daher auch während der 30-Tage-Challenge ausgiebig gegessen werden. Obst gilt ebenfalls als gute Vitaminquelle. Hierbei sollte aber auf den Fruktosegehalt geachtet werden, sonst wird neben den Vitaminen auch eine große Menge Zucker aufgenommen.

Mineralstoffe – Baustoffe für Knochen und Co.

Unter Mineralstoffen werden Mengen- und Spurenelemente zusammengefasst. Auch diese lebenswichtigen Nährstoffe kann der Körper nicht selbst herstellen. Wichtig sind sie vor allem für Stoffwechselprozesse und sie dienen als Baustoffe, zum Beispiel für die Knochen.

Mengenelemente (Konzentration höher als 50 mg/kg)	Spurenelemente (Konzentration geringer als 50 mg/kg)
Natrium, Kalium, Magnesium, Kalzium, Phosphor, Schwefel	Eisen, Zink, Jod, Fluor, Chrom, Selen

Sekundäre Pflanzenstoffe

Neben den Produkten aus dem primären Stoffwechsel (Kohlenhydrate, Ballaststoffe etc.) entstehen beim Verstoffwechseln noch Tausende (circa 30 000) weitere pflanzliche Substanzen. Bekannt sind vor allem die Carotinoide, Polyphenole, Phytoöstrogene und viele mehr. Sie wirken antioxidativ, stärken das Immunsystem und senken den Cholesterinspiegel.

Dein Training – der Schlüssel zum Erfolg

Ohne Fleiß kein Preis. Sexy Kurven und eine straffe Silhouette sind Trainingssache. Mit der richtigen Ernährung behältst du deine Kalorienbilanz im Blick. Die Form deines Körpers definierst du durch dein Training. Jede Woche stehen sechs Trainingseinheiten auf dem Programm. Krafttraining und HIIT sind die Basis für deine täglichen Workouts. Besondere Herausforderungen an den Challenge- und Crosstrainingstagen sorgen für Abwechslung.

Krafttraining – für den gesamten Körper und für spezielle »Bikinizonen«

Dass Ausdauertraining allein nicht ausreicht, um der Traumbikinifigur näher zu kommen, ist mittlerweile bekannt. Das Gewicht ist dabei eher nebensächlich. Im Fokus steht eine straffe und sexy geformte Körpersilhouette. Krafttraining ist dafür das A und O. Durch das intensive Training werden die Muskeln an Bauch, Beinen und Po definiert und sichtbar. Darüber hinaus erfüllt das Muskelaufbautraining einen weiteren wichtigen Effekt, vor allem, wenn wir längerfristig denken: Muskeln sind die Kalorienverbrenner Nummer eins. Je mehr Muskelmasse du besitzt, desto mehr Energie kann der Körper verfeuern. Und je größer der Muskelanteil am gesamten Körpergewicht, desto mehr Kalorien verbrennst du auch in den Ruhepausen. Selbst im Ruhezustand verbrennt 1 Kilogramm Muskeln circa 100 Kalorien am Tag.

Während der 30-Tage-Bikini-Challenge steht das Krafttraining neben dem HIIT ganz oben auf der Prioritätenliste. Dich erwarten Ganzkörper-Workouts, die du mit deinem eigenen Körpergewicht durchführen kannst. Ergänzt wird dieses Grundlagentraining mit Workouts, die sich auf ganz bestimmte Hotspots konzentrieren: Mal stehen der Bauch und die schlanke Taille im Fokus, mal stehen »Leg Days« auf dem Programm, an denen ein gezieltes Krafttraining für straffe Beine und einen festen Po sorgt. So bleibt das Training immer abwechslungsreich und der Rest deines Körpers kann sich durch dieses Split-Training erholen. Im Laufe der 30 Tage wird sich der Umfang (Satz- und Wiederholungszahl) der Übungen steigern, sodass dein Körper ständig neue Herausforderungen bewältigen muss.

HIIT – der Stoffwechselturbo

Die Abkürzung HIIT steht für **H**igh **I**ntensity **I**nterval **T**raining, ein hochintensives Intervall- und sehr effektives Fettstoffwechseltraining mit kurzen, aber knackigen Einheiten (20 bis 30 Minuten) sowie einem enorm hohen Gesamtkalorienverbrauch. Der Vorteil: Du kannst über den Tag verteilt mehrere Einheiten absolvieren, damit immer wieder die Fettverbrennung anregen und gleichzeitig durch die Kombination von Kraft und Ausdauer deine Muskeln aufbauen. Der hohe Kalorienverbrauch wirkt sich natürlich stark auf die Gesamtkalorienbilanz aus. Aber auch der Grundumsatz steigt und somit auch der Kalorienverbrauch in Ruhe. Du verbrennst also nicht nur während, sondern auch noch nach dem Training reichlich an Kalorien.

Tageschallenges – die ganz besonderen Herausforderungen

Unsere sportlichen Herausforderungen im Alltag halten sich in der Regel in Grenzen. Im Lauf der 30 Tage wird dein tägliches Workout immer wieder durch besondere Herausforderungen ersetzt oder ergänzt, die dich an deine Grenzen bringen sollen: ob durch Planks, Kniebeugen, Liegestütze, Seilspringen oder eine bestimmte Strecke pro Tag zu Fuß. Die Aufgabe fordert deinen Körper in einer besonderen Intensität und auch deine mentale Stärke ist gefragt. Die Themen der Challenges sind so gewählt, dass deine Bikinifigur im Fokus steht und der Spaß dabei nicht zu kurz kommt.

Crosstraining – neue Trainingsreize setzen

Abwechslung muss sein, nicht nur in Sachen Ernährung. Auch bei der Trainingsplanung sollte der Körper immer mal wieder durch neue und vor allem andere Trainingsreize gefordert werden. An den Crosstrainingstagen darfst du frei entscheiden, welche Trainingsalternative du wählst. Es sollte sich auf jeden Fall von den kräftigenden Körpergewichtsübungen und HIIT-Einheiten unterscheiden, dich aber gleichermaßen belasten. Ob primär ausdauerorientiert wie Joggen, Radfahren oder Schwimmen, eine Beachvolleyball-Session am See oder Klettern mit Freunden. Du kannst auch gerne mehrere Einheiten kombinieren, zum Beispiel eine Laufeinheit mit ein paar Yoga- oder Pilatesübungen im Anschluss. Fühl dich frei, Neues auszuprobieren.

Dehnübungen – Erholung und Entspannung für mehr Energie

Training und Erholung sind ein unschlagbares Team. Die 30-Tage Challenge wird dich Energie kosten. Mithilfe der nährstoffreichen Rezepte und mentaler Unterstützung wirst du deine Energiespeicher auch täglich wieder auffüllen. Dennoch darfst du deinem Körper einmal pro Woche eine kleine Erholungspause von den intensiven Trainingseinheiten schenken. An diesem Tag absolvierst du ein Beweglichkeitstraining und machst Atemübungen. Die Spannung in deiner Muskulatur reguliert sich dadurch wieder etwas nach unten und dein Körper fühlt sich danach viel geschmeidiger und elastischer an. Durch das Beweglichkeitstraining wird sich auch die Körperhaltung verbessern. Du gehst und stehst aufrechter und fühlst dich nach dem Stretching entspannter. Die Atemübungen helfen dir, unnötige Stresshormone zu reduzieren, denn die sind echtes Gift für deine Fettverbrennung. Außerdem reinigt das Atmen deinen Körper, weil verbrauchter Sauerstoff aus den Zellen herausgepresst wird.

Bewegung im Alltag

Den Alltag aktiver zu gestalten, ist in der 30-Tage-Bikini-Challenge die Dauerhausaufgabe. Bereits »Bewegungshäppchen« bringen in der Summe, über Tag und Woche verteilt, einen erheblichen Mehrverbrauch an Energie. Der zusätzliche Zeitaufwand ist gering – ganz im Gegenteil. Durch ein paar gute Angewohnheiten, die sich ganz leicht antrainieren lassen, werden Fitness und Gesundheit ganz ohne zusätzlichen Aufwand gefördert. Hier ein paar Tipps für mehr Bewegung im Alltag:

- Nimm die Treppe statt der Rolltreppe oder des Fahrstuhls.
- Versuche 10 000 Schritte am Tag zu gehen. Dank Fitnessarmbändern, Fitness-Apps und Smartphones ist es heute einfach, das tägliche Aktivitätslevel zu checken.
- Besuche deine Kollegen an ihrem Arbeitsplatz, anstatt zum Telefonhörer zu greifen oder eine E-Mail zu schreiben.
- Steige eine Station früher aus dem öffentlichen Verkehrsmittel aus und gehe den Rest des Wegs zu Fuß.
- Benutze einen Gymnastikball als Schreibtischstuhl.
- Benutze das Fahrrad für längere Wege und lasse das Auto stehen. Das gilt auch für die öffentlichen Verkehrsmittel.
- Telefoniere öfter im Stehen.
- Nutze die Mittagspause für einen Spaziergang – alleine oder mit Kollegen.
- Versuche, öfter im Stehen zu arbeiten.

Dein Erfolg – wie du dich motivierst

Das Schlüsselwort, um deine Ziele zu erreichen, lautet Motivation. Es ist dein innerer Wille, der dich antreibt, 30 Tage keine Kompromisse einzugehen und für deine Ziele Einsatz zu zeigen. Sei proaktiv und motiviere dich selbst! Du bekommst einfache Tools an die Hand, auf die du während der 30-Tage-Challenge, aber auch im Alltag immer wieder zurückgreifen kannst. Es sind Tools, die einen Anstoß zur Veränderung geben, wenn du der Gewohnheit den Kampf ansagen möchtest.

Erfolgsgeheimnis: Setze dir Ziele

Was hat dich dazu veranlasst, die 30-Tage-Bikini-Challenge anzugehen? Was möchtest du damit erreichen? Konkretisiere deine körperlichen und emotionalen Ziele und die Vorstellung, wie du dich nach der Challenge fühlen wirst, um dich zur Verwirklichung deiner Wünsche anzutreiben.

- Schreibe deine Ziele auf. Was du schwarz auf weiß vor dir hast, lässt sich besser verwirklichen.
- Denke dabei daran, dass dich deine Ziele motivieren sollen! Setze dir realistische Ziele, die dich herausfordern, aber nicht überfordern.
- Notiere deine Ziele und beginne jeden Satz mit »Ich werde …«, denn du sollst dir beim Aufschreiben schon vorstellen können, wie es sich anfühlt, das Ziel erreicht zu haben. Ein Beispiel: Ich werde in den 30 Tagen mein Gewicht um 2 Kilogramm reduzieren. Oder: Ich werde nach 30 Tagen 10 Liegestütze am Stück schaffen.
- Notiere konkrete Ziele, die du in den nächsten 30 Tagen in puncto Körpermaße und Aussehen erreichen möchtest. Was möchtest du in welchem Ausmaß bis wann erreichen?
- Überlege dir aber, was du über den Zeitraum von 30 Tagen hinaus positiv verändern möchtest. Was sind deine langfristigen Ziele?

Du wirst während der 30-Tage-Challenge nach jeder Woche daran erinnert, dir deine Ziele aufzuschreiben, aber auch, einen Rückblick auf die vergangene Woche zu werfen, um dann festzuhalten, was dir bereits gelungen ist oder was dir am meisten Spaß gemacht hat. Nutze diese Gelegenheiten, um deine Fortschritte zu dokumentieren.

Erfolgsgeheimnis: Behalte deine Körpermaße im Blick

Um zu kontrollieren, wie sich dein Körper verändert, ist nicht die Waage, sondern das Maßband entscheidend und wie du dich in deiner Kleidung fühlst. Messe und dokumentiere deine Körpermaße, um nachzuverfolgen, wie dein Körper während der nächsten 30 Tage Schritt für Schritt in Form kommt. Du wirst bemerken, dass deine Taille schmaler, der Po fester und die Arme und Beine schlanker werden. Nimm dir also vor dem Start der 30-Tage-Bikini-Challenge folgende Maße:

- **Arme:** Messe den Umfang deiner Oberarme in der Mitte zwischen Schulter und Ellenbogen.
- **Taille:** Messe an der schmalsten Stelle deiner Taille, knapp über dem Bauchnabel. Dabei nicht die Luft anhalten oder besonders tief ausatmen.
- **Hüfte/Po:** Messe den Hüftumfang an der stärksten Stelle deines Gesäßes. Die Gesäßmuskulatur dabei völlig entspannen.
- **Oberschenkel:** Messe den Oberschenkelumfang auch hier an der stärksten Stelle deines Oberschenkels.

So kannst du von Woche zu Woche verfolgen, wie dein Körper schlanker und straffer wird. Das Protokoll dafür findest du auf Seite 143. Dort kannst du deine Werte dokumentieren und vergleichen.

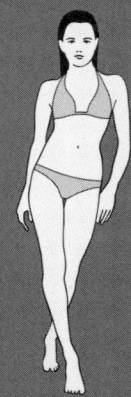

Einfache und leckere Rezepte für einen strukturierten Tag

Gesund und lecker schließt sich nicht gegenseitig aus – im Gegenteil! In diesem Kapitel erhältst du tolle Rezeptideen, mit denen du abwechslungsreich und hungerfrei in den 30 Tagen gesund und leicht schlemmen kannst. Einfallsreiche Rezepte mit clever kombinierten Zutaten sorgen dafür, dass die Bikinifigur genussvoll erreicht werden kann.

Mit der richtigen Ernährung die Kilos im Griff

Wie sieht nun die richtige Ernährung aus? So wie die Geschmäcker gehen auch hier die Meinungen auseinander. Grundsätzlich empfehle ich immer eine gesunde und ausgewogene Ernährung. Also eine Ernährungsweise, die alle wichtigen Mikro- und Makronährstoffe in einem ausgewogenen Verhältnis liefert. Ideal ist dabei eine Kombination energiearmer und nährstoffreicher Lebensmittel, wie Gemüse, langkettige Kohlenhydrate und Proteine. Ungesunde Fette und zuckerhaltige Lebensmittel sollten dagegen selten auf deinem Speiseplan stehen.

Achte in der 30-Tage-Bikini-Challenge darauf, dass du ausreichend hochwertige Proteine zu dir nimmst. Sie unterstützen dich auf dem Weg zu deiner Strandfigur, denn nur sie liefern dir den Baustoff, den du für straffe Muskeln benötigst. Allein bei der Frage, wie oft und wann gegessen werden darf, gehen die Meinungen stark auseinander. Ich empfehle dir drei Mahlzeiten am Tag. In den Zwischenpausen, auch Karenzzeiten genannt, solltest du keinerlei Lebensmittel (wozu auch Getränke zählen) zu dir nehmen, die in irgendeiner Form Zucker enthalten. Dazu gehören auch alle kohlenhydrathaltigen Lebensmittel. Nur wenn dein Blutzuckerspiegel nach unten geht und dein Körper kein Insulin produzieren muss, kann die Fettverbrennung laufen. Achte vor allem am Morgen und mittags auf eine ausgewogene Mahlzeit mit Kohlenhydraten, Fetten und Proteinen. Tagsüber kann dein Körper die zugeführte Energie noch gut verwerten. Am Abend, wenn dein Körper zur Ruhe kommt und du ein paar Stunden nach dem Essen ins Bett gehst, solltest du die Aufnahme von energiereichen Lebensmitteln eher reduzieren, denn du wirst sie in den darauffolgenden Stunden nicht mehr verbrauchen. Kohlenhydrate sind also keineswegs tabu. Entscheidend ist, in welcher Form wir sie zu uns nehmen und wann. Empfehlenswert sind Vollkornprodukte, da sie eine geringe Insulinausschüttung nach sich ziehen und lange satt machen. Für morgens und mittags sind Kohlenhydrate also eine super Energiequelle.

Das »Wie« ist ebenso entscheidend. Vermeide es, in Stresssituationen zu essen. Du isst automatisch schneller, bist unaufmerksam und nimmst dadurch mehr Nahrung zu dir, als du tatsächlich benötigst. Auch deine Verdauung kann besser arbeiten, wenn du nicht unter Strom stehst. Die Nährstoffe werden besser aufgenommen und das Sättigungsgefühl tritt schon nach weniger Zufuhr ein.

Natürlich sind die Rezepte auch als Anregung für die Zeit nach der Challenge gedacht. Mit dem Grundwissen, welche Nährstoffe wichtig sind und wann der richtige Zeitpunkt für welche Zutatenkombination ist, wird es dir auch nach den 30 Tagen leichtfallen, deinen Speiseplan abwechslungsreich und gesund zu gestalten.

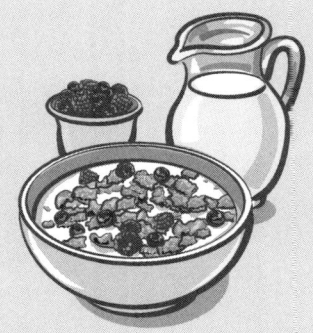

Frühstück – dein Start in den Tag

Pancakes 28
Overnight Oats 28
Nussporridge mit Heidelbeeren 29
Aprikosen-Kokos-Porridge 29

EINFACHE UND LECKERE REZEPTE FÜR EINEN STRUKTURIERTEN TAG

Pancakes

Für 2 Portionen
Pro Portion: 354 kcal • 21,2 g Kohlenhydrate • 14,9 g Fett • 30,3 g Protein

Zutaten
- 3 Eier
- 1 Banane
- 100 g Magerquark (alternativ Mandel- oder Kokosjoghurt)
- 50 g gemahlene Mandelkerne, Haselnüsse oder Walnüsse
- 2 TL Backpulver
- 1 EL Kokosöl oder Butter zum Ausbacken der Pancakes

1. Die Eier trennen. Eigelbe beiseitestellen und die Eiweiße steif schlagen.
2. Die Banane schälen, zerdrücken und zu den Eigelben geben.
3. Magerquark, Mandelkerne und Backpulver ebenfalls hinzufügen und alles vermengen.
4. Zuletzt das Eiweiß vorsichtig unterheben.
5. In einer Pfanne etwas Öl oder Butter erhitzen und bei mittlerer Hitze aus dem Teig Pancakes backen.

Overnight Oats

Für 2 Portionen
Pro Portion: 382 kcal • 47,9 g Kohlenhydrate • 13,8 g Fett • 12,3 g Protein

Zutaten
- 150 ml Milch, 1,5 % Fett (alternativ Mandel- oder Haferdrink)
- 200 g griechischer Joghurt, Natur, bis 0,2 % Fett (alternativ Mandel- oder Kokosjoghurt)
- 1 Messerspitze Bourbonvanillepulver
- 70 g Haferflocken
- 100 g Heidelbeeren
- 1 Banane

1. Milch, Joghurt und Vanillepulver in einer Schüssel vermischen.
2. Haferflocken unterrühren.
3. In zwei Gläser füllen und über Nacht in den Kühlschrank stellen.
4. Am nächsten Tag Heidelbeeren waschen und abtropfen lassen.
5. Banane schälen und in Scheiben schneiden.
6. Overnight Oats mit Heidelbeeren und Bananenscheiben belegen und sofort verzehren beziehungsweise als Frühstück oder Nachmittagssnack mitnehmen.

Nussporridge mit Heidelbeeren

Für 2 Portionen
Pro Portion: 369 kcal • 59 g Kohlenhydrate • 17 g Fett • 11 g Protein

Zutaten

20 g gemahlene Walnüsse
2 EL geschrotete Leinsamen
60 g Hirseflocken (ersatzweise Haferflocken)
100 ml Milch, 1,5 % Fett (alternativ Mandel- oder Haferdrink)
200 ml Wasser
1 TL Zimtpulver
bei Bedarf 1 EL Agavendicksaft oder Kokosblütenzucker
2 kleine Äpfel
60 g Heidelbeeren oder andere Beeren nach Saison
4 Walnusskernhälften

1. Die gemahlenen Walnüsse mit Leinsamen, Hirseflocken, Milch und Wasser 10 Minuten bei niedriger Hitze köcheln lassen. Den Zimt einstreuen und nach Belieben mit Kokosblütenzucker oder Agavendicksaft süßen.
2. Währenddessen die Äpfel schälen, die Gehäuse entfernen und das Fruchtfleisch raspeln.
3. Beeren waschen und abtropfen lassen.
4. Den Porridge in zwei tiefe Teller füllen und mit Apfelraspeln, Heidelbeeren und den Walnusskernhälften belegt servieren.

Aprikosen-Kokos-Porridge

Für 2 Portionen
Pro Portion: 488 kcal • 53 g Kohlenhydrate • 26 g Fett • 13 g Protein

Zutaten

90 g Reisflocken (ersatzweise Haferflocken)
60 g Kokosraspel
375 ml Milch, 1,5 % Fett (alternativ Mandel- oder Haferdrink)
Salz
3 reife Aprikosen
bei Bedarf 1 EL Agavendicksaft oder Kokosblütenzucker

1. Die Reisflocken und Kokosraspel mit der Milch und 1 Prise Salz in einen Kochtopf geben und 5–10 Minuten bei niedriger Hitze köcheln lassen.
2. In der Zwischenzeit die Aprikosen waschen, trocken tupfen, entkernen und in Würfel schneiden.
3. Den Porridge in zwei Schüsseln füllen, nach Belieben süßen und mit den Aprikosenwürfeln garniert servieren.

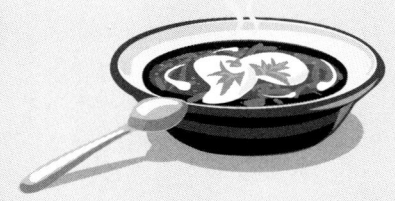

Mittagessen – Energieschub für die zweite Tageshälfte

Kürbis-Hähnchen-Topf 31

Karotten-Quark-Brot 31

Kürbiskern-Schnittlauch-Quark 32

Hummus 32

Spargelomelett 33

Brokkoli-Tomaten-Frittata 34

Tomaten-Mozzarella-Suppe 34

Pilzpfanne mit Hirse 35

Rote-Bete-Salat mit Nüssen und Äpfeln 35

Gemüsetarte mit Mandelkernen 36

Vollkornspaghetti mit Bärlauchpesto 37

Falafel 38

Taboulé-Salat 38

Kürbis-Hähnchen-Topf

Für 2 Portionen
Pro Portion: 313 kcal • 33,1 g Kohlenhydrate • 4,7 Fett • 33,4 g Protein

Zutaten

250 g Hähnchenbrustfilet
¼ Hokkaido-Kürbis oder
  ½ Butternut-Kürbis
3 kleine Kartoffeln
1 Zwiebel
1 Knoblauchzehe
1 TL Olivenöl oder Butterschmalz
500 ml Gemüsebrühe
(Kräuter-)Salz
Pfeffer
½ TL Kurkuma (oder Currypulver)
ein paar Blätter frische Minze

1. Hähnchenbrustfilet in Streifen schneiden.
2. Kürbis schälen, entkernen und würfeln. Kartoffeln schälen und in Würfel schneiden.
3. Zwiebel und Knoblauch abziehen und klein hacken.
4. Öl in einer Pfanne erhitzen und Zwiebel- sowie Knoblauchwürfel andünsten.
5. Hähnchenbrustfiletstreifer, Kürbis- und Kartoffelwürfel hinzufügen und 5 Minuten mitdünsten.
6. Gemüsebrühe und Gewürze dazugeben und ca. 15 Minuten bei mittlerer Hitze köcheln lassen. Mit frischer Minze servieren.

Karotten-Quark-Brot

Für 1 Brot (10 Scheiben)
Pro Scheibe: 81,5 kcal • 3,8 g Kohlenhydrate • 4,1 g Fett • 6,9 g Protein

Zutaten

250 g Karotten
250 g Magerquark
150 ml Wasser
100 g Leinsamen
2 Eier
1 TL Backpulver
1 TL Brotgewürz
½ TL Salz
1 TL Anis
etwas Fett für die Form

1. Den Backofen auf 190 °C (Ober-/Unterhitze) vorheizen.
2. 2 Karotten putzen, schälen und fein raspeln.
3. Magerquark, Wasser und Leinsamen in eine Schüssel geben und mit dem Handrührgerät zu einer homogenen Masse verarbeiten. Eier und Backpulver dazugeben und alles gut verrühren.
4. Karotten, Brotgewürz und Salz hinzugeben und alles zu einem festen Teig verkneten. Eine Brotbackform oder eine Kastenform (24 x 12 cm) mit Backpapier auslegen, den Teig hineingeben, mit Anis bestreuen und etwa 40 Minuten im Ofen backen.

Kürbiskern-Schnittlauch-Quark

Für 2 Portionen
Pro Portion: 234 kcal • 7 g Kohlenhydrate • 14 g Fett • 18 g Protein

Zutaten
40 g Kürbiskerne
1 Knoblauchzehe
½ Bund Schnittlauch
200 g Magerquark
1 EL Kürbiskernöl (vorzugsweise aus der Steiermark)
Salz
Pfeffer

1. Die Kürbiskerne unter Rühren in einer Pfanne ohne Fett rösten, bis sie duften und etwas aufspringen. Vom Herd nehmen und abkühlen lassen.
2. Etwa ¼ der Kürbiskerne zum Garnieren beiseitelegen, die restlichen Kerne grob hacken. Knoblauch schälen und ebenfalls hacken. Schnittlauch waschen, trocken schütteln und in kleine Röllchen schneiden.
3. Gehackte Kürbiskerne, Knoblauch und Schnittlauch in einer Schüssel mit dem Quark mischen. Alles mit dem Kürbiskernöl verrühren, salzen und pfeffern.

TIPP: Perfekt als Aufstrich für das Karotten-Quark-Brot oder als Dip für Rohkostgemüse.

Hummus

Für 4 Portionen
Pro Portion: 220 kcal • 10 g Kohlenhydrate • 15 g Fett • 7 g Protein

Zutaten
250 g Kichererbsen (Dose oder Glas)
1 Knoblauchzehe
2 EL Oliven- oder Sesamöl
Saft von ½ Zitrone
3 EL Tahin (Sesammus)
1 Prise Kreuzkümmel
1 TL Paprikapulver, edelsüß
Salz und Pfeffer

1. Kichererbsen mit Wasser abspülen und in einem Sieb abtropfen lassen.
2. Den Knoblauch schälen und klein schneiden. Kichererbsen und Knoblauch mit Olivenöl, Zitronensaft, Tahin, Kreuzkümmel, Paprikapulver und 2 EL kaltem Wasser in einem Standmixer pürieren, bis ein cremiges Mus entsteht.
3. Anschließend mit Pfeffer und Salz abschmecken.

TIPP: Das Basisrezept lässt sich ganz einfach und vielfältig abwandeln! Für Kräuterhummus füge dem Rezept noch je ein halbes Bund glatte Petersilie und Koriander hinzu. Für Rote-Bete-Hummus pürierst du zusätzlich zu den Kichererbsen noch eine geraspelte Karotte und eine gegarte Rote-Bete-Knolle und fügst noch etwas Limettensaft hinzu.

Spargelomelett

Für 4 Portionen
Pro Portion: 248 kcal • 5,1 g Kohlenhydrate • 15,8 g Fett • 18,7 g Protein

Zutaten

250 g grüner Spargel
Salz
120 g Cocktailtomaten
1 kleine Handvoll Blattspinat
4 Eier
¼ TL Pfeffer
¼ EL Olivenöl
½ EL gehackte Petersilie

1. Spargelstangen putzen, waschen und in einem Topf in kochendem Salzwasser etwa 4 Minuten lang bissfest garen. Mit eiskaltem Wasser abschrecken. 3 Spargelstangen beiseitelegen und die restlichen in etwa 5 cm lange Stücke schneiden.
2. Tomaten waschen, klein schneiden und ein paar Hälften zum Garnieren aufbewahren. Spinat verlesen, waschen, abtropfen lassen und zerkleinern.
3. Eier in einer großen Schüssel mit dem Schneebesen verquirlen. Salzen und pfeffern.
4. Olivenöl bei mittlerer Hitze in einer großen Pfanne erwärmen. Eimasse in die Pfanne gießen und gleichmäßig verteilen. Wenn das Ei zu stocken beginnt (nach etwa 1 Minute), nach und nach Tomatenstücke, Spinat und Spargelstücke zugeben.
5. Deckel aufsetzen und weitere 2 Minuten braten, bis das Omelett fest ist. Mit Spargelstangen, Tomatenhälften und gehackter Petersilie garnieren.

Brokkoli-Tomaten-Frittata

Für 4 Portionen
Pro Portion: 438 kcal • 12,4 g Kohlenhydrate • 26,5 g Fett • 34,5 g Protein

Zutaten
1 TL Olivenöl
200 g Putenbrustfilet
400 g Brokkoli
3 Tomaten
8 Eier
100 ml Milch, 1,5 % Fett (alternativ Mandel- oder Haferdrink)
200 ml Sahne (alternativ Kokosmilch)
Salz
Pfeffer
50 g geriebener Parmesan

1. Den Backofen auf 180 °C (Ober-/Unterhitze) vorheizen.
2. Olivenöl in einer Pfanne erhitzen und die Putenbrust darin von beiden Seiten goldbraun braten. Anschließend in kleine Würfel schneiden und beiseitestellen.
3. Brokkoli und Tomaten waschen und klein schneiden.
4. Eier, Milch und Sahne in einer Schüssel verquirlen. Mit Salz und Pfeffer würzen.
5. Brokkoli in eine ofenfeste Pfanne geben. Putenbrustwürfel und Tomaten darüber verteilen. Die Milch-Sahne-Mischung da
6. rübergießen und 25 Minuten im vorgeheizten Ofen backen. Nach etwa 8–10 Minuten den geriebenen Parmesan über die Frittata streuen.

Tomaten-Mozzarella-Suppe

Für 2 Portionen
Pro Portion: 247 kcal • 7,5 g Kohlenhydrate • 16,6 g Fett • 14,5 g Protein

Zutaten
1 Zwiebel
1 EL Öl, z. B. Olivenöl
1 Dose geschälte Tomaten (ca. 400 g)
500 ml Gemüse- oder Rinderbrühe oder 500 ml Wasser und entsprechend Gemüsebrühepulver
1 TL Tomatenmark
1 TL getrocknetes Basilikum oder 1 EL frisches Basilikum, gehackt
1 Kugel Mozzarella (ca. 125 g)
Salz
Pfeffer
ein paar Blätter frisches Basilikum

1. Zwiebel schälen und in kleine Würfel schneiden.
2. Olivenöl in einem Topf erhitzen und Zwiebelwürfel darin kurz anbraten.
3. Geschälte Tomaten, Brühe, Tomatenmark und Basilikum hinzufügen und auf mittlerer Stufe ca. 10 Minuten köcheln lassen.
4. Währenddessen den Mozzarella abtropfen lassen und in kleine Würfel schneiden.
5. Nach 10 Minuten Kochzeit die Suppe vom Herd nehmen und mit einem Pürierstab fein pürieren. Mit Salz und Pfeffer abschmecken.
6. Die Mozzarellawürfel auf die noch heiße Suppe geben und mit einigen Blättern frischem Basilikum servieren.

MITTAGESSEN – ENERGIESCHUB FÜR DIE ZWEITE TAGESHÄLFTE

Pilzpfanne mit Hirse

Für 2 Portionen
Pro Portion: 448 kcal • 38 g Kohlenhydrate • 25 g Fett • 14 g Protein

Zutaten
500 g Champignons
100 g Hirse
1 rote Zwiebel
3 Knoblauchzehen
3 EL Kokosöl
3–4 EL Sesamsamen

1. Hirse waschen und abseihen. In doppelter Wassermenge ca. 15 Minuten kochen und danach weitere 5–10 Minuten quellen lassen. Nach Belieben mit Salz und Pfeffer würzen.
2. In der Zwischenzeit die Zwiebel und die Knoblauchzehen schälen, in kleine Würfel schneiden und mit Kokosöl anbraten.
3. Nach ein paar Minuten die klein geschnittenen Champignons hinzugeben und alles zusammen 5–10 Minuten braten.
4. Wenn die Champignons die gewünschte Konsistenz erreicht haben, die Hirse untermischen.
5. Zum Abschluss etwas Sesamsamen in einer Pfanne anrösten und darüberstreuen.

TIPP: Für eine Extraportion Vitalstoffe die Pilzpfanne mit Hirse auf frischem Blattsalat anrichten.

Rote-Bete-Salat mit Nüssen und Äpfeln

Für 2 Portionen
Pro Portion: 349 kcal • 23 g Kohlenhydrate • 25 g Fett • 4 g Protein

Zutaten
2 kleine säuerliche Äpfel (z. B. Elstar, Topaz oder Boskoop)
200 g Rote Bete (vorgekocht und eingeschweißt aus dem Supermarkt)
2 Stängel frische Minze
30 g gemischte Nüsse
1 TL Kümmel
2 EL Walnussöl
2 EL Zitronen- oder Limettensaft
Salz
Pfeffer
2 EL saure Sahne

1. Die Äpfel waschen, vierteln und die Kerngehäuse entfernen. Die Apfelviertel raspeln und beiseitestellen.
2. Die Rote Bete in kleine Würfel schneiden. Die Minze waschen, trocken schütteln, abzupfen und fein hacken. Die Nüsse grob hacken. Alles zu den geriebenen Äpfeln geben.
3. Für das Dressing Kümmel, Öl und Zitronensaft verrühren und mit Salz und Pfeffer würzen.
4. Dressing über den Salat geben und gut vermischen. Auf zwei Teller verteilen und mit je einem Esslöffel saurer Sahne servieren.

Gemüsetarte mit Mandelkernen

Für 4 Portionen
Pro Portion: 354 kcal • 33 g Kohlenhydrate • 17 g Fett • 16 g Protein

Zutaten

½ kleiner Blumenkohl (ca. 300 g)
2 Möhren (à 100 g)
1 Zucchino (ca. 250 g)
1 Stange Lauch (ca. 250 g)
200 ml Gemüsebrühe
150 g Dinkelvollkornmehl
½ TL Weinsteinbackpulver
2 EL Rapsöl (plus etwas Rapsöl zum Einfetten)
2 Eier
100 ml Milch, 1,5 % Fett (alternativ Mandel- oder Haferdrink)
Muskatnuss
Salz
Pfeffer
50 g Mandelkerne

TIPP: Mit verschiedenen Gemüsesorten lassen sich viele Varianten dieser Tarte kreieren. Probiere zum Beispiel Fenchel, Brokkoli, Staudensellerie oder Kürbis.

1. Backofen auf 200 °C (Ober-/Unterhitze) vorheizen.
2. Blumenkohl, Möhren, Zucchino und Lauch waschen und putzen. Blumenkohl in kleine Röschen teilen. Möhren schälen und mit dem Zucchino in kleine Würfel schneiden. Lauch längs halbieren, waschen und in Ringe schneiden.
3. Gemüsebrühe in einem Topf aufkochen. Möhren zugeben und zugedeckt bei mittlerer Hitze 2 Minuten garen. Blumenkohl und Lauch hinzufügen und weitere 3 Minuten garen.
4. Zucchino kurz dazugeben und das Gemüse in einem Sieb abtropfen lassen, dabei die Brühe in einer Schüssel auffangen. Etwas abkühlen lassen.
5. In der Zwischenzeit Mehl und Backpulver in einer Rührschüssel mischen. 70 ml kaltes Wasser und das Rapsöl dazugeben. Mit den Knethaken eines Rührgeräts zu einem Teig verkneten, eventuell 10–20 ml Wasser zusätzlich zufügen.
6. Die Arbeitsfläche mit etwas Mehl bestäuben und die Hälfte des Teigs zu einem Kreis von 28 cm Durchmesser ausrollen. Auf das Nudelholz wickeln.
7. Eine Tarteform (28 cm Ø) mit etwas Rapsöl einfetten. Den Teig darüber abrollen, hineindrücken und mit einer Gabel mehrfach einstechen.
8. Aus dem restlichen Teig zwei etwa 37 cm lange Rollen formen und als Rand an die Tarteform und den Teigboden drücken.
9. Eier, Milch und ca. 125 ml der aufgefangenen Brühe verquirlen. Etwas Muskatnuss frisch dazureiben, mit Salz und Pfeffer abschmecken.
10. Das abgekühlte, abgetropfte Gemüse auf dem Teig verteilen. Die Eier-Milch-Mischung darübergießen.
11. Die Mandelkerne mit einem großen Messer grob hacken und darüberstreuen. Im vorgeheizten Backofen etwa 40 Minuten backen. Gemüsetarte heiß oder kalt servieren.

Vollkornspaghetti mit Bärlauchpesto

Für 2 Portionen
Pro Portion: 467 kcal • 61 g Kohlenhydrate • 16 g Fett • 18 g Protein

Zutaten

25 g gemahlene Mandelkerne
1 Stück Parmesan (ca. 10 g)
200 g Vollkornspaghetti
1 Bund Bärlauch (ca. 50 g)
1 EL Olivenöl
Cayennepfeffer
Salz

1. Spaghetti in kochendem Wasser nach Packungsanleitung bissfest garen.
2. Mandelkerne in einer Pfanne bei mittlerer Hitze ohne Fett goldbraun rösten, auf einen Teller geben und abkühlen lassen.
3. Parmesan fein reiben.
4. Bärlauch waschen und trocken schütteln. Einige kleine Blätter zum Garnieren beiseitelegen, den Rest in schmale Streifen schneiden.
5. Bärlauchstreifen, 1 EL Wasser, Mandelkerne, geriebenen Parmesan und Olivenöl in ein hohes Gefäß geben und mit einem Pürierstab fein pürieren. Das Bärlauchpesto mit Cayennepfeffer und Salz abschmecken.
6. 6 EL vom Spaghetti-Kochwasser abnehmen. Spaghetti in ein Sieb abgießen, mit heißem Wasser abspülen und abtropfen lassen.
7. Spaghetti zurück in den Topf geben und mit Bärlauchpesto und dem Spaghettiwasser mischen. Auf zwei Teller verteilen und mit Bärlauchblättern garnieren.

EINFACHE UND LECKERE REZEPTE FÜR EINEN STRUKTURIERTEN TAG

Falafel

Für 12 Falafeln
Pro Falafel: 157 kcal • 10,1 g Kohlenhydrate • 8,1 g Fett • 7,6 g Protein

Zutaten
- 500 g getrocknete Kichererbsen
- 1 Zwiebel
- 2 Knoblauchzehen
- 1 Zitrone
- 60 g gemahlene Mandelkerne
- 1 EL gehackte Petersilie
- 2 Eier
- 2 EL gemahlener Kreuzkümmel
- ½ TL Salz
- ½ TL Pfeffer
- 60 g geriebener Parmesan
- 2 EL Olivenöl

1. Kichererbsen über Nacht in einer Schüssel mit Wasser einweichen. Am nächsten Tag in ein Sieb abgießen und abtropfen lassen.
2. Zwiebel und Knoblauch schälen und klein schneiden. Zusammen mit den Kichererbsen in einer Schüssel mit einem Stabmixer pürieren.
3. Zitrone auspressen und den Saft, gemahlene Mandelkerne, Petersilie, Eier, Kreuzkümmel, Salz und Pfeffer in eine Schüssel geben und gut miteinander vermischen. Nun das Ganze mit den Kichererbsen vermengen.
4. Aus der Masse 12 kleine Falafeln formen. Den Parmesan in eine Schüssel geben und die Falafeln darin wälzen.
5. Das Öl in einer Pfanne erhitzen und die Falafeln rundum goldbraun braten.

TIPP: Dazu schmeckt der Hummus von Seite 32 besonders gut!

Taboulé-Salat

Für 2 Portionen
Pro Portion: 286 kcal • 39,8 g Kohlenhydrate • 8,7 g Fett • 11 g Protein

Zutaten
- 150 g Bulgur (alternativ Dinkel oder Buchweizen)
- 3 Bund frische Petersilie (ca. 150 g)
- 1 Knoblauchzehe
- 1 rote Paprikaschote
- 3 EL Sesamsamen
- Salz
- Koriander
- 1 EL frischer Zitronensaft
- Kreuzkümmel

1. Bulgur waschen und abseihen.
2. 300 ml Wasser in einem Topf zum Kochen bringen. Bulgur zugeben und 10–15 Minuten bei mittlerer Hitze köcheln lassen.
3. Knoblauch schälen und mit der Petersilie klein hacken. Paprika würfeln und alles mit dem gekochten Bulgur vermischen.
4. Für das Dressing Sesamsamen, Salz, Koriander, Zitronensaft und Kreuzkümmel nach Geschmack mit etwas Wasser (1–2 EL) mischen und über den Salat geben.

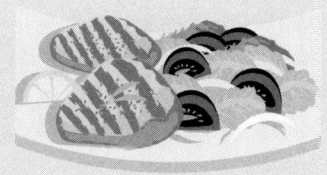

Abendessen – den Tag ausklingen lassen

Rindersteak auf Salatbett 40
Gemüse-Puten-Pfanne mit Cashewkernen 40
Hähnchenbrust mit Mandelkruste auf pikantem Mangoldgemüse 41
Ofenfisch mit Kräutertomaten und Gurkensalat 42
Fisch mit Gemüsekruste 43
Lachs auf Salatbett 43
Zoodles bolognese 44
Tofu-Gemüse-Spieße mit Paprikaquark 45
Brokkolisalat mit Mandelkernen 46
Ofengemüse 46

EINFACHE UND LECKERE REZEPTE FÜR EINEN STRUKTURIERTEN TAG

Rindersteak auf Salatbett

Für 2 Portionen
Pro Portion: 296 kcal • 10,7 g Kohlenhydrate • 11,1 g Fett • 30,1 g Protein

Zutaten
250 g Feldsalat
2 rote Zwiebeln
8–10 Kirschtomaten
2 EL dunkler Balsamicoessig
2 EL Öl
1 EL Wasser
Salz
Pfeffer
250 g Minutensteaks vom Rind
frische Kräuter nach Wahl

1. Salat waschen, verlesen und trocken schleudern.
2. Zwiebeln abziehen, eine Zwiebel in Ringe schneiden, die andere für das Dressing klein hacken und beiseitestellen.
3. Kirschtomaten waschen, abtrocknen und halbieren.
4. Essig, 1 EL Öl, Wasser, gehackte Zwiebel, Salz und Pfeffer in einer Schüssel zu einem Dressing vermischen.
5. Steaks abwaschen, mit Küchenpapier trocken tupfen und mit Salz und Pfeffer würzen.
6. 1 EL Öl in eine (Grill-)Pfanne geben und die Steaks darin scharf anbraten.
7. Salatbett aus Feldsalat, Kirschtomaten und Zwiebelringen legen, das Dressing darübergießen und die gebratenen Steaks dazu servieren. Mit frischen Kräutern bestreuen.

Gemüse-Puten-Pfanne mit Cashewkernen

Für 2 Portionen
Pro Portion: 463 kcal • 17 g Kohlenhydrate • 16 g Fett • 56 g Protein

Zutaten
1 rote Paprikaschote
300 g Zucchini
2 Frühlingszwiebeln
200 g braune Champignons
350 g Putenbrust
4 TL Olivenöl
Pfeffer
Salz
Paprikapulver, edelsüß und rosenscharf
Kräuter der Provence
40 g Cashewkerne

1. Gemüse und Champignons waschen und putzen. Paprika in Würfel, Zucchini und Champignons in Scheiben und Frühlingszwiebeln in Ringe schneiden.
2. Das Fleisch trocken tupfen. 2 TL Öl in einer Pfanne erhitzen und das Fleisch von beiden Seiten 2–3 Minuten goldbraun anbraten. Mit Pfeffer, Salz und Paprikapulver würzen und herausnehmen.
3. Restliches Öl in die Pfanne geben und das Gemüse etwa 2 Minuten anschwitzen. Mit Pfeffer, Salz, Paprika und Kräutern abschmecken und mit Cashewkernen bestreuen.

Hähnchenbrust mit Mandelkruste auf pikantem Mangoldgemüse

Für 2 Portionen
Pro Portion: 390 kcal • 11 g Kohlenhydrate • 14 g Fett • 51 g Protein

Zutaten

35 g Mandelkerne
350 g Mangold
1 kleine rote Chilischote
1 Knoblauchzehe
1 Stück Ingwer (ca. 20 g)
1 Ei
2 Hähnchenbrustfilets (à 180 g)
Salz
Pfeffer
1 EL Rapsöl
1 EL Sojasoße

1. Backofen auf 200 °C (Ober-/Unterhitze) vorheizen.
2. Mandelkerne hacken und beiseitestellen. Mangold putzen und waschen, die Stiele spitz zulaufend aus den Blättern schneiden.
3. Stiele quer in dünne Streifen schneiden. 2 Minuten in kochendem Wasser blanchieren, abgießen und kurz in eiskaltem Wasser abschrecken.
4. Mangoldblätter in 2 cm breite Streifen schneiden.
5. Chilischote längs halbieren, entkernen und grob hacken. Knoblauch und Ingwer schälen und fein hacken.
6. Ei trennen. Eiweiß in einer kleinen Schüssel verquirlen (das Eigelb anderweitig verwenden). Hähnchenbrustfilets waschen, trocken tupfen und mit Pfeffer würzen.
7. Hähnchenfilets mit der Oberseite durch das verquirlte Eiweiß ziehen und umgedreht in die Mandelkerne legen. Nüsse fest andrücken.
8. Fleisch mit den Nüssen nach oben auf ein mit Backpapier ausgelegtes Blech legen und im vorgeheizten Backofen 12–15 Minuten garen.
9. Inzwischen das Öl in einer beschichteten Pfanne erhitzen. Mangoldblätter darin bei starker Hitze unter Rühren 1 Minute braten.
10. Mangoldstiele, Knoblauch, Ingwer und Chili dazugeben, weitere 45 Sekunden braten.
11. Sojasoße darübergeben und eventuell etwas Wasser unterrühren.
12. Zugedeckt bei mittlerer Hitze 3–4 Minuten dünsten, mit Salz und Pfeffer abschmecken, Deckel entfernen und die Flüssigkeit verdampfen lassen. Mangold auf eine Platte geben und die gegarten Hähnchenfilets darauf anrichten.

EINFACHE UND LECKERE REZEPTE FÜR EINEN STRUKTURIERTEN TAG

Ofenfisch mit Kräutertomaten und Gurkensalat

Für 2 Portionen
Pro Portion: 400 kcal • 10 g Kohlenhydrate • 17 g Fett • 43 g Protein

Zutaten

400 g Fischfilet, z. B. Schollenfilets
4 TL Kokosöl
250 g Kirschtomaten
2 Knoblauchzehen
2 EL gehackte Petersilie
Pfeffer
Salz
½ Gurke
2 TL Olivenöl
2 TL Weißweinessig
2 TL Dill, frisch oder getrocknet

1. Den Backofen auf 200 °C (Ober-/Unterhitze) vorheizen.
2. Das Fischfilet mit Küchenpapier abtupfen. Eine Auflaufform mit wenig Kokosöl einfetten. Das Fischfilet in die Auflaufform legen. Tomaten waschen, halbieren und zum Fisch geben. Knoblauch schälen und durchpressen. 1 EL Öl, Knoblauch, Kräutermischung sowie Pfeffer und Salz vermengen und auf dem Fischfilet verteilen.
3. Den Fisch im Ofen 15–20 Minuten garen.
4. Inzwischen die Gurke schälen und in Scheiben schneiden oder raspeln. Mit Olivenöl, Essig, Dill, Pfeffer und Salz in einer kleinen Schüssel vermengen und separat zum Fisch servieren.

Fisch mit Gemüsekruste

Für 2 Portionen
Pro Portion: 201 kcal • 8,6 g Kohlenhydrate • 6,1 g Fett • 25,4 g Protein

Zutaten
1 rote Paprika
1 Karotte
1 Zwiebel
1 TL Olivenöl
300 g Rotbarschfilet
1 EL Zitronensaft
Salz
Pfeffer
Öl zum Fetten der Auflaufform

1. Backofen auf 200 °C (Ober-/Unterhitze) vorheizen.
2. Paprika waschen, Strunk und Kerne entfernen und in grobe Stücke schneiden.
3. Karotte waschen, schälen und in ca. 3 cm lange Stücke schneiden.
4. Zwiebel abziehen und halbieren.
5. Paprika-, Karotten- und Zwiebelstücke klein raspeln oder alternativ sehr klein schneiden und mit Olivenöl vermischen.
6. Fischfilets waschen, trocken tupfen. Mit Zitronensaft, Salz und Pfeffer würzen.
7. Fischfilets nebeneinander in eine gefettete Auflaufform geben und die Gemüseraspel darauf verteilen, etwas andrücken und nochmals würzen.
8. Auflaufform in den Backofen schieben und 20–25 Minuten backen.

Lachs auf Salatbett

Für 2 Portionen
Pro Portion: 371 kcal • 8,7 g Kohlenhydrate • 16,8 g Fett • 39,8 g Protein

Zutaten
2 Lachsfilets (à 200 g)
½ TL Salz
½ TL Pfeffer
2 TL Olivenöl
½ Kopfsalat
1 kleine Zwiebel
½ Salatgurke
2 Tomaten
6 Radieschen
Saft von 1 Zitrone

1. Den Fisch mit kaltem Wasser abspülen, mit Küchenpapier trocken tupfen und mit Salz und Pfeffer würzen. Das Olivenöl in einer Pfanne erhitzen und die Filets darin von jeder Seite 3–4 Minuten braten.
2. Den Salat klein zupfen und waschen. Zwiebel schälen, Gurke, Tomaten und Radieschen putzen und waschen und alles klein schneiden. Nun den Salat auf vier Teller verteilen und das vorbereitete Gemüse ebenfalls darauf verteilen.
3. Auf jeden Teller ein Fischfilet legen. Fisch und Salat mit Zitronensaft beträufeln.

Zoodles bolognese

Für 2 Portionen
Pro Portion: 340 kcal • 14,5 g Kohlenhydrate • 23,5 g Fett • 14,6 g Protein

Zutaten
1 mittelgroßer langer Zucchino (ca. 200 g)
1 lange Karotte
½ Zwiebel
2 Tomaten
etwas Öl zum Braten, z. B. Raps- oder Olivenöl
100 g Hackfleisch
1 EL Tomatenmark
120 g passierte Tomaten (aus der Dose)
Paprikapulver, edelsüß
Salz
Pfeffer
Chilipulver
50 ml Sahne oder Milch (alternativ Mandel- oder Hafercreme)
optional geriebener Käse oder Parmesan zum Bestreuen

1. Zucchino und Karotte putzen, waschen und mit einem Spiralschneider in Spaghettiform schneiden.
2. Zwiebel schälen und klein hacken. Tomaten waschen, Stielansatz entfernen und in Würfel schneiden.
3. 1 EL Öl in einer Pfanne erhitzen, Zwiebel darin andünsten, dann das Hackfleisch dazugeben und kross anbraten.
4. Auf mittlere Hitze herunterschalten und nach und nach Tomatenmark, passierte Tomaten und Gewürze dazugeben, gut vermischen.
5. Sahne oder Milch dazugeben, damit eine schöne cremige Konsistenz entsteht. Zum Schluss die gewürfelten Tomaten hinzufügen.
6. In einer zweiten Pfanne etwas Öl erhitzen und die Gemüsespaghetti darin kurz weich braten.
7. Gemüsespaghetti auf Tellern anrichten und Soße darübergeben oder die Soße noch zu den Zucchininudeln in die Pfanne geben und gut vermischen.
8. Nach Belieben mit Käse oder Parmesan bestreuen.

Tofu-Gemüse-Spieße mit Paprikaquark

Für 2 Portionen
Pro Portion: 360 kcal • 16 g Kohlenhydrate • 18,2 g Fett • 28,2 g Protein

Zutaten
1 Packung Tofu (200 g)
2 Paprikaschoten (rot, gelb)
1 Zucchino
1 rote Zwiebel
125 g Magerquark
1 EL Sojasoße
1 EL Öl, z. B. Olivenöl
1 EL Mineralwasser oder Wasser
1 TL Paprikapulver, edelsüß
1 Prise rosenscharfes Paprikapulver (optional)
Salz
Pfeffer

Außerdem
Holzspieße

1. Tofu in grobe Würfel schneiden. Zusammen mit der Sojasoße in eine Schüssel geben und vermischen.
2. Gemüse waschen, putzen und abtrocknen. Paprika in Stücke und Zucchino in dicke Scheiben schneiden.
3. Zwiebel abziehen, in Viertel schneiden und die einzelnen Zwiebelschichten auseinanderzupfen.
4. Tofu und Gemüse abwechselnd auf Holzspieße stecken.
5. Öl in einer Pfanne erhitzen und die Spieße darin 8–10 Minuten anbraten.
6. Währenddessen Magerquark in einer Schüssel mit Wasser aufrühren.
7. Mit Paprikapulver, Salz und Pfeffer würzen.
8. Die fertigen Spieße mit dem Paprikaquark als Dip servieren.

EINFACHE UND LECKERE REZEPTE FÜR EINEN STRUKTURIERTEN TAG

Brokkolisalat mit Mandelkernen

Für 2 Portionen
Pro Portion: 241 kcal • 15,3 g Kohlenhydrate • 14,4 g Fett • 14 g Protein

Zutaten
½ Chilischote
25 g Minzblätter
1 rote Zwiebel
40 g Kirschtomaten
400 g Brokkoli
½ TL Salz
60 g Joghurt
1 EL Olivenöl
2 EL Zitronensaft
30 Mandelkerne

1. Bei der Chilischote Samen und Strunk entfernen, Schote waschen und klein schneiden. Die Minzblätter waschen, trocken schütteln und hacken. Die Zwiebeln schälen, die Tomaten waschen und beides in kleine Stücke schneiden.
2. Die Brokkoliröschen vom Strunk trennen, waschen und klein schneiden. Mit Chili und Salz in eine große Schüssel geben. Zwiebeln und Tomaten unterheben.
3. Joghurt, Minze und Zitronensaft in einer weiteren Schüssel gut miteinander vermischen.
4. Die Mandelkerne etwas zerkleinern und 2–3 Minuten in einer Pfanne ohne Fett rösten.
5. Den Salat in der Schüssel mit der Sauce beträufeln, sodass alle Zutaten damit überzogen sind, und mit den Mandelkernen garnieren.

Ofengemüse

Für 2 Portionen
Pro Portion: 193 kcal • 11 g Kohlenhydrate • 12,5 g Fett • 7,8 Protein

Zutaten
150 g Kirschtomaten
2 Zucchini
1 gelbe Paprikaschote
200 g Champignons
300 g Stangensellerie
1–2 EL Olivenöl
½ TL Salz
Pfeffer
frische Kräuter nach Wahl

1. Den Backofen auf 180 °C (Ober-/Unterhitze) vorheizen.
2. Tomaten, Zucchini, Paprika und Champignons waschen, putzen und in mundgerechte Stücke schneiden. Stangensellerie putzen, Stangen quer halbieren und in kochendem Wasser 8–10 Minuten kochen.
3. Das klein geschnittene Gemüse in eine große ofenfeste Backform geben und mit Olivenöl, Salz und Pfeffer mischen. 25 Minuten im Ofen backen (zwischendurch durchmischen), bis es leicht gebräunt und weich ist.
4. Aus dem Ofen nehmen und mit frischen Kräutern garniert servieren.

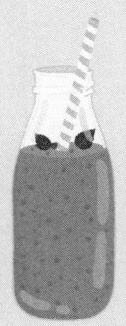

Stoffwechselturbos
für zwischendurch

Erdbeer-Mandelmilch-Smoothie 48
Blaubeer-Kefir-Smoothie mit Minze 48
Orangen-Mandarinen-Smoothie 49
Grüne Detox-Bowl 49

Erdbeer-Mandelmilch-Smoothie

Für 2 Portionen
Pro Portion: 186 kcal • 16 g Kohlenhydrate • 11 g Fett • 6 g Protein

Zutaten

300 g Erdbeeren, frisch oder tiefgekühlt
2 EL gemahlene Mandelkerne oder Mandelmus
2 TL Leinsamen
2 EL frischer Zitronensaft
200 ml Mandeldrink
100 ml stilles Wasser
Eiswürfel nach Belieben

1. Die Erdbeeren waschen, abtropfen lassen und die Stiele entfernen. Tiefgekühlte Beeren etwas antauen lassen.
2. Alle Zutaten in einen Mixer geben und 30 Sekunden pürieren. Wenn du tiefgekühlte Erdbeeren verwendest, brauchst du keine Eiswürfel.

Blaubeer-Kefir-Smoothie mit Minze

Für 2 Portionen
Pro Portion: 145 kcal • 21 g Kohlenhydrate • 5 g Fett • 6 g Protein

Zutaten

200 g Heidelbeeren, frisch oder tiefgekühlt
2 Stängel frische Minze
300 ml Kefir
2 EL frischer Zitronensaft
bei Bedarf 1 TL Agavendicksaft oder Kokosblütenzucker

1. Die frischen Heidelbeeren waschen und gut abtropfen lassen. Tiefgekühlte Beeren etwas antauen lassen.
2. Die Minze waschen, trocken schütteln und die Blättchen vom Stiel zupfen.
3. Heidelbeeren, Minze, Kefir und Zitronensaft pürieren, in zwei Gläser füllen und nach Belieben süßen.

STOFFWECHSELTURBOS FÜR ZWISCHENDURCH

Orangen-Mandarinen-Smoothie

Für 2 Portionen
Pro Portion: 118 kcal • 20 g Kohlenhydrate • 1 g Fett • 7 g Protein

Zutaten

2 Bioorangen
2 Stück Ingwer (jeweils haselnussgroß)
2 Mandarinen
300 ml Buttermilch
4 Eiswürfel

1. Die Orangen heiß waschen und ½ TL Schale fein abraspeln. Die Frucht auspressen. Den Ingwer und die Mandarinen schälen. Wenn nötig, die Kerne der Mandarinen entfernen.
2. Alle Zutaten in einen Mixer geben und fein pürieren.

Grüne Detox-Bowl

Für 2 Portionen
Pro Portion: 355 kcal • 14,9 g Kohlenhydrate • 29 g Fett, 6,8 g Eiweiß

Zutaten

½ Avocado
120 g Spinat
150 ml Milch, 3,5 % Fett (alternativ Mandel- oder Haferdrink)
2 TL Leinsamen
80 g Johannisbeeren
70 g Heidelbeeren
50 g Kokosraspel
Minzblätter nach Belieben

1. Die Avocado halbieren, den Kern entfernen und die Hälfte des Fruchtfleischs aus der Schale lösen. Spinat verlesen, waschen und abtropfen lassen.
2. Milch, Spinat und Avocadofruchtfleisch in eine Schüssel (oder einen Mixer) geben und mit dem Pürierstab fein pürieren.
3. Nun die Avocado-Spinat-Mischung auf zwei Schüsseln verteilen. Auf jede Schüssel Leinsamen, Johannisbeeren, Heidelbeeren und Kokosraspel geben. Die Bowl nach Belieben noch mit Minzblättern garnieren.

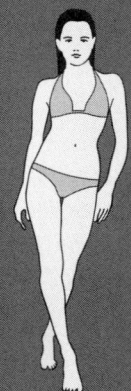

Deine
30-Tage-Challenge

Nun wird es ernst! In den nächsten 30 Tagen gibt es keine Ausreden. Dich erwarten 30 schweißtreibende, aber erfolgreiche Tage, die dich Schritt für Schritt deinem Beachbody näher bringen: wöchentlich mindestens sechs Trainingseinheiten sowie spannende körperliche und mentale Herausforderungen. Mit den Tagesplänen hast du eine perfekte Struktur für Training, Ernährung und Motivationsbooster. Der erste Schritt ist getan.

DEINE 30-TAGE-CHALLENGE

Wie läuft die Challenge ab?

In der jeweiligen Challenge pro Tag ab Seite 62 findest du alles, was du wissen musst. Dich erwarten jeden Tag ein Workout, wertvolle Tipps zur Ernährung sowie Motivationstools, die dich zum Durchhalten anspornen. Die Zeit, die du dafür täglich aufwenden wirst, ist überschaubar. Die Workouts dauern zwischen 20 und 45 Minuten. Nur zum Ende der Bikini-Challenge – an Tag 29 – dauert das Workout 60 Minuten. Aber du wirst sehen: Das schaffst du! Die Workouts kannst du überall durchführen, denn du brauchst keinerlei Equipment.

An sechs Tagen in der Woche wirst du intensiv trainieren. Ein Tag ist für Erholung und Regeneration reserviert. An jedem Tag wird eine andere Körperpartie trainiert. Bauch, Oberkörper, Unterkörper – durch den vorgegebenen Plan kommt kein Muskel zu kurz und dein Körper hat optimal Zeit, sich wieder zu erholen. Hier nun ein Überblick über deinen Weg zur Bikinifigur:

Tag	Workout	Seite
1	Krafttraining für den Bauch	62/63
2	HIIT	64/65
3	Krafttraining für den Unterkörper	66/67
4	Tageschallenge »Planke«	68/69
5	Crosstraining und HIIT	70/71
6	Krafttraining für den ganzen Körper	72/73
7	Dehnübungen	74/75
8	Krafttraining für den Bauch	76/77
9	HIIT	78/79
10	Krafttraining für den Unterkörper	80/81
11	Tageschallenge »Treppenlauf«	82/83
12	Crosstraining und HIIT	84/85
13	Krafttraining für den ganzen Körper	86/87
14	Dehnübungen	88/89
15	Krafttraining für den Bauch	90/91
16	HIIT	92/93
17	Krafttraining für den Unterkörper	94/95
18	Tageschallenge »Mehr als 10 000 Schritte gehen«	96/97
19	Crosstraining und HIIT	98/99
20	Krafttraining für den ganzen Körper	100/101
21	Dehnübungen	102/103
22	Krafttraining für den Bauch	104/105
23	HIIT	106/107
24	Krafttraining für den Unterkörper	108/109
25	Tageschallenge »Fasten«	110/111
26	Krafttraining für den Bauch	112/113

Tag	Workout	Seite
27	Krafttraining für den ganzen Körper	114/115
28	Dehnübungen	116/117
29	HIIT	118/119
30	Krafttraining für den Bauch	120/121

So funktionieren die Trainingspläne

Deine täglichen Workouts sind so abwechslungsreich aufgebaut, dass dir an keinem Tag langweilig wird. Einige Übungen werden dir immer wieder begegnen. Du wirst aber merken, dass sich die Intensität verändert, wenn zum Beispiel die Belastungszeit steigt oder mehr Durchgänge gemacht werden sollen. Jedes Workout startet mit einem Warm-up. Drei Übungen werden ohne Pause hintereinander ausgeführt und direkt wiederholt. Die Warm-ups findest du auf den Seiten 54 bis 56

Anschließend folgt dein Workout. Die Tabelle gibt dir einen Überblick über die Übung und wie lange beziehungsweise wie oft sie ausgeführt wird. Auf der rechten Seite des Tagesplans findest du die illustrierten Übungen. Sie werden immer direkt hintereinander ausgeführt, also nur einmal wiederholt. Anschließend folgt dann eine zweite oder dritte Runde, in der die Übungen wieder von 1 bis 3 oder von 1 bis 6 durchtrainiert werden. Jedes Workout endet mit einem Cool-down, um den Körper wieder herunterzufahren.

Die Warm-ups

Kein Training ohne Aufwärmen. Die Workouts der 30-Tage-Challenge sind intensiv. Nimm dir vor jedem Training 5 bis 10 Minuten Zeit, deinen Körper aufzuwärmen. Dann bist du optimal auf die Übungen vorbereitet und kannst alles verletzungsfrei aus dir herausholen. Deine Warm-ups sind ganz einfach aufgebaut: Du führst drei Übungen ohne Pause nacheinander aus. Aber Achtung: Übungen, die zunächst nur mit einer Körperseite ausgeführt werden, musst du direkt auf der anderen Seite wiederholen. Nachdem du alle Übungen einmal absolviert hast, schließt du direkt einen zweiten Durchgang an. Die Belastungszeit ist immer in Sekunden angegeben. Stell dir also deinen Timer und los geht's!

Warm-up 1

	Übung	Belastungszeit in Sek.
1	Crunch aus dem Vierfüßlerstand	30 pro Seite
2	Ausfallschritt mit Rotation	30 pro Seite
3	Kniebeuge halten	30
insgesamt 2 Durchgänge		

1 Crunch aus dem Vierfüßlerstand

1. Den Vierfüßlerstand einnehmen. Die Hände befinden sich dabei unter den Schultern, die Knie unter den Hüften. Den linken Arm und das rechte Bein gleichzeitig wegstrecken.
2. Knie und Ellenbogen unter dem Körper zusammenführen. Den Rücken dabei rund machen. Arm und Bein wieder strecken und wiederholen.

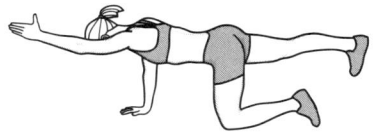
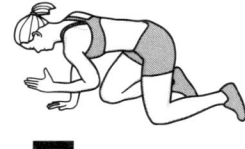

2 Ausfallschritt mit Rotation

1. Einen Ausfallschritt einnehmen. Den linken Fuß nach vorn zwischen die Hände stellen. Das rechte Bein nach hinten strecken und die Fußspitze aufstellen. Das hintere Knie ist vom Boden angehoben. Den Rücken strecken und die Schultern von den Ohren wegziehen.
2. Die rechte Hand unter der rechten Schulter absetzen. Mit dem Oberkörper nach links aufdrehen. Den linken Arm nach oben ausstrecken. Blick nach oben zur linken Hand.

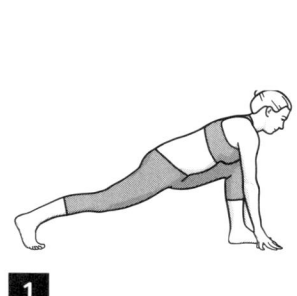
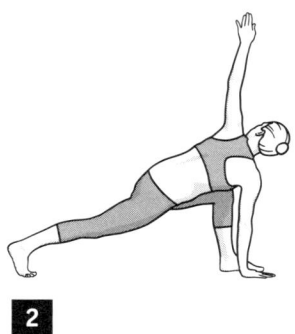

3 Kniebeuge halten

Einen schulterbreiten Stand einnehmen. Die Fußspitzen zeigen nach vorn. Die Knie beugen und das Gesäß nach hinten unten schieben. Die Knie bleiben dabei über dem Mittelfuß. Die Arme auf Schulterhöhe nach vorn strecken.

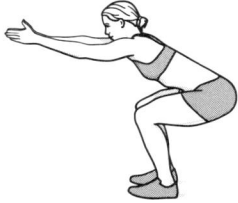

SO FUNKTIONIEREN DIE TRAININGSPLÄNE

Warm-up 2

	Übung	Belastungszeit in Sek.
1	Wirbelsäulenmobilisation im Vierfüßlerstand	30
2	Gehen im herabschauenden Hund	30
3	Hüftrotation	30
insgesamt 2 Durchgänge		

1 Wirbelsäulenmobilisation im Vierfüßlerstand

1. Den Vierfüßlerstand einnehmen. Die Hände befinden sich dabei unter den Schultern, die Knie unter den Hüften. Die Fußrücken auf der Matte auflegen. Nun den Bauchnabel in Richtung Wirbelsäule ziehen und das Becken nach vorn oben ziehen, sodass die Wirbelsäule rund wird. Den Kopf ebenfalls einrollen, sodass sich die gesamte Wirbelsäule rundet. Dabei mit den Händen aktiv vom Boden abdrücken.
2. Danach den Bauch nach unten sinken lassen. Das Becken in die andere Richtung kippen und das Gesäß nach oben schieben. In dieser Bewegung das Brustbein nach vorn und oben schieben. Der Blick wandert leicht nach oben oder vorn. Im fließenden, langsamen Wechsel Beugung und Streckung der Wirbelsäule ausführen.

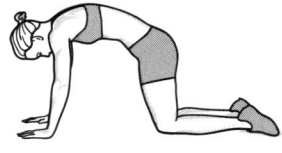

2 Gehen im herabschauenden Hund

1. Den Vierfüßlerstand einnehmen. Die Hände stehen unter den Schultern. Die Knie sind hüftbreit geöffnet. Die Wirbelsäule ist gestreckt und stabil. Der Blick richtet sich nach unten auf die Matte. Die Fußspitzen hinten aufstellen.
2. Die Knie von der Matte lösen und das Gesäß weit nach hinten und oben anheben, sodass Oberkörper und Beine ein umgedrehtes V bilden. Die Fersen schieben nach unten und außen. Die Beine strecken und die Sitzbeine nach oben und außen schieben. Den Rücken lang strecken und das Brustbein nach hinten in Richtung Knie schieben. Den Nacken entspannen. Die Beine im Wechsel beugen und aktiv strecken.

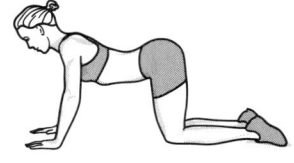

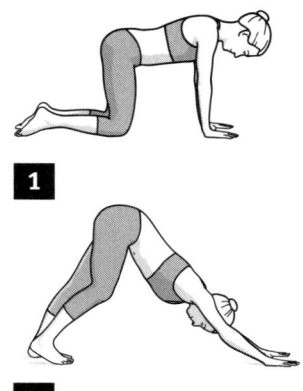

DEINE 30-TAGE-CHALLENGE

3 Hüftrotation

1. In einen aufrechten Sitz kommen. Die Fersen etwas weiter als schulterbreit aufstellen. Die Fußspitzen drehen leicht nach außen. Die Arme nach vorn ausstrecken und die Wirbelsäule aufrichten.
2. Beide Knie auf eine Seite drehen. Im fließenden Wechsel auf die andere Seite wechseln.

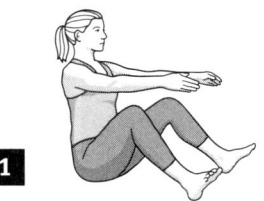
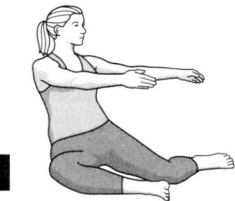

Warm-up 3

	Übung	Belastungszeit in Sek.
1	Mobilisation der Brustwirbelsäule	30 pro Seite
2	Frontstütz mit Armheben	30
3	Standwaage	30 pro Seite
insgesamt 2 Durchgänge		

1 Mobilisation der Brustwirbelsäule

1. Den Vierfüßlerstand einnehmen. Die Hände stehen unter den Schultern. Die Knie sind hüftbreit geöffnet. Die Wirbelsäule ist gestreckt und stabil. Der Blick richtet sich nach unten auf die Matte.
2. Die linke Hand lösen und mit dem Oberkörper weit nach links oben aufdrehen. Die linke Schulter steht über der rechten Schulter. Beide Arme sind gestreckt. Blick nach oben zur linken Hand. Dabei einatmen.
3. Mit dem linken Arm unter dem rechten Arm durchschieben, bis die linke Schulter auf dem Boden aufliegt. Den Kopf ablegen. Mit der rechten Hand weiter stützen. Dann den Arm wieder nach oben führen und Schritt 2 und 3 wiederholen.

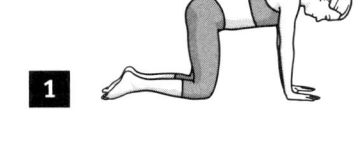
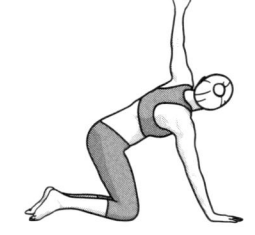
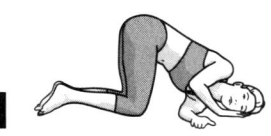

SO FUNKTIONIEREN DIE TRAININGSPLÄNE

2 Frontstütz mit Armheben

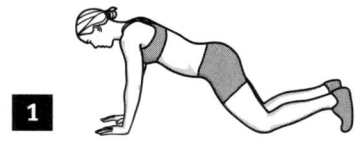

1. Eine kniende Stützposition einnehmen, bei der sich die Hände unter den Schultern befinden. Die Knie befinden sich etwas hinter den Hüften. Die Fußspitzen aufstellen.
2. Im Wechsel den rechten und linken Arm anheben, sodass sich dieser in der Verlängerung des Oberkörpers befindet. Der Daumen zeigt dabei nach oben. Jeweils die Position für 5 Sekunden halten.

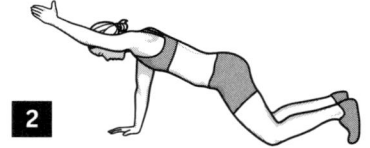

3 Standwaage

1. Einen aufrechten, hüftbreiten Stand einnehmen. Das Gewicht auf dem gesamten Fuß verteilen. Die Wirbelsäule lang machen. Das Brustbein nach vorn oben heben und die Schulterblätter sanft nach hinten unten bewegen.
2. Das rechte Bein gestreckt nach hinten oben anheben. Den gestreckten Oberkörper aus der Hüfte nach vorn neigen. Das angehobene Bein und der Oberkörper neigen sich parallel zum Boden und bilden zusammen eine gerade Linie. Den rechten Arm nach vorn strecken. Beide Hüftknochen sind parallel zum Boden.

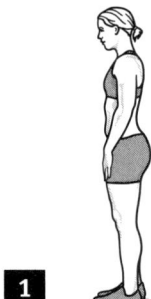
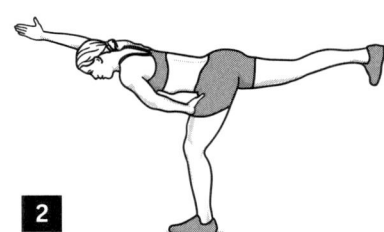

Die Cool-downs

Der beste Weg, den Körper nach einem anstrengenden Training wieder herunterzufahren, ist ein kurzes Cool-down. Damit leitest du den ersten Regenerationsschritt ein. Angefallene Stoffwechselendprodukte werden abtransportiert, die Herz- und Atemfrequenz wieder normalisiert und die Körpertemperatur heruntergekühlt. Die Dehnungsübungen verbessern darüber hinaus die Beweglichkeit vor allem der verkürzten Muskelgruppen in Beinen und Rücken. Es genügt, die Dehnungen 30 Sekunden pro Seite zu halten. Du solltest eine angenehme Dehnung spüren und entspannt dabei atmen können.

DEINE 30-TAGE-CHALLENGE

Cool-down 1

	Übung	Belastungszeit in Sek.
1	Beinrückseite dehnen in Rückenlage	30 pro Seite
2	Seitlicher Ausfallschritt	30 pro Seite
3	Kobra	30

1 Beinrückseite dehnen in Rückenlage

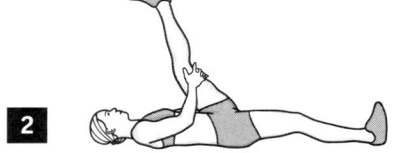

1. In der Rückenlage beginnen. Das rechte Bein gestreckt auf dem Boden ablegen. Das linke Bein angewinkelt zum Oberkörper heranziehen.
2. Das linke Bein nach oben strecken. Die Ferse zeigt nach oben. Fußspitzen zum Schienbein ziehen.

2 Seitlicher Ausfallschritt

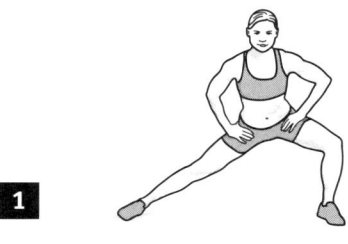

1. In einer breiten Grätschposition beginnen. Die Hände an die Hüften nehmen. Ein Bein beugen und das Gewicht auf das gebeugte Bein verlagern. Den Oberkörper etwas nach vorn neigen. Die Position halten.
2. Die Seite wechseln, indem das gebeugte Bein gestreckt wird und das Gewicht auf die andere Seite verlagert wird.

3 Kobra

1. In der Bauchlage beginnen. Die Hände unterhalb der Schultern auf Brusthöhe platzieren. Die Schulterblätter nach hinten zusammenziehen und den Oberkörper leicht anheben. Die Matte mit den Händen gefühlt nach hinten wegschieben.

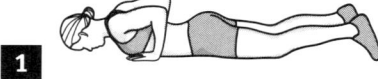

SO FUNKTIONIEREN DIE TRAININGSPLÄNE

2. Die Schulterblätter weiterhin bewusst nach hinten zusammenziehen. Den Oberkörper dabei weiter aufrichten. Die Schultern bewegen sich von den Ohren weg. Die Matte mit den Händen gefühlt nach hinten wegschieben, sodass sich das Brustbein mehr nach vorn anhebt. Blick nach vorn auf den Boden richten.

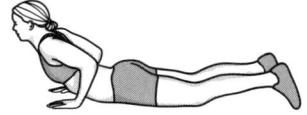

Cool-down 2

	Übung	Belastungszeit in Sek.
1	Seitliche Rumpfdehnung	30 pro Seite
2	Stehende Vorbeuge	30
3	Liegende Drehung	30 pro Seite

1 Seitliche Rumpfdehnung

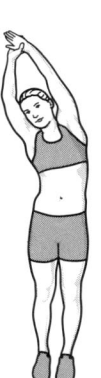

Einen aufrechten Stand einnehmen. Die Arme nach oben strecken. Eine Hand greift das Handgelenk der anderen Hand. Den Oberkörper auf die Seite der greifenden Hand neigen. Das Becken behält dabei seine Position. Die greifende Hand zieht die gegenüberliegende Seite leicht zur Seite und nach oben. Den Arm in dieser gestreckten Position für 30 Sekunden halten und danach die Seite wechseln.

2 Stehende Vorbeuge

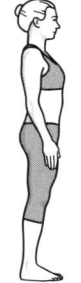
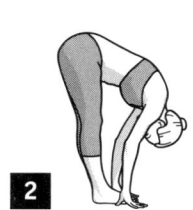

1. Einen aufrechten, hüftbreiten Stand einnehmen. Das Gewicht auf dem gesamten Fuß verteilen. Die Wirbelsäule lang machen. Das Brustbein nach vorn oben heben und die Schulterblätter sanft nach hinten unten bewegen. Den Kopf mittig ausbalancieren. Die Arme befinden sich an der Körperaußenseite.
2. Mit gestrecktem Rücken aus der Hüfte nach vorn neigen, bis die Hände auf der Matte ankommen. Den Oberkörper so weit wie möglich an die Beine bewegen. Die Beine bleiben gestreckt. Den Nacken entspannen. Alternativ können auch die Beine seitlich an den Sprunggelenken gegriffen werden, um den Oberkörper mit einem sanften Zug näher an die Beine zu ziehen.

3 Liegende Drehung

1. Eine Rückenlage einnehmen und einen Fuß so aufstellen, dass sich das Knie etwa im rechten Winkel befindet. Auf der gleichen Seite den Arm zur Seite ausstrecken. Die Handfläche zeigt dabei nach oben.
2. Nun das aufgestellte Bein auf der gegenüberliegenden Seite ablegen. Den Blick zum ausgestreckten Arm richten.

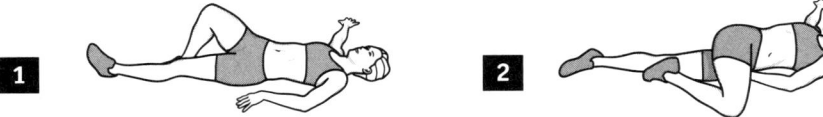

Cool-down 3

	Übung	Belastungszeit in Sek.
1	Tiefer Ausfallschritt	30 pro Seite
2	Gesäßdehnung in Rückenlage	30 pro Seite
3	Kindposition	30

1 Tiefer Ausfallschritt

Einen großen Ausfallschritt nach vorn ausführen. Das hintere Knie auf dem Boden absetzen. Das vordere Knie befindet sich über dem Sprunggelenk. Den Oberkörper aufrecht halten. Das Becken so weit nach vorn schieben, bis eine Dehnung des Hüftbeugers sowie der Oberschenkelvorderseite auf der Seite des vorderen Fußes auftritt.

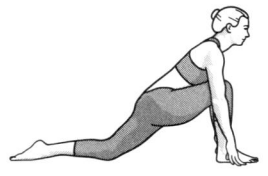

2 Gesäßdehnung in Rückenlage

In der Rückenlage beginnen. Die Füße zum Gesäß heranstellen. Die Schultern und den Kopf auf der Matte ablegen. Den rechten Fuß mit der Außenseite auf den linken Oberschenkel auflegen, sodass das rechte Knie nach außen zeigt. Mit den Händen den linken Oberschenkel greifen und zum Oberkörper heran-

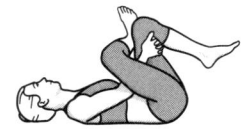

ziehen. Kopf und Schultern bleiben entspannt auf der Matte liegen. Das linke Bein etwas nach links ziehen, um die Dehnung zu intensivieren.

3 Kindposition

Mit dem Gesäß auf die Fersen absitzen. Der Fußrücken liegt flach auf dem Boden. Den Oberkörper nach vorn auf den Oberschenkeln ablegen. Die Arme weit nach vorn strecken. Die Stirn zum Boden bringen.

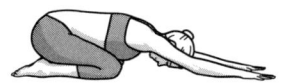

HINWEIS: Bei Schulterproblemen die Arme neben den Beinen ablegen.

Was passiert nach den 30 Tagen?

Nach den 30 Tagen kannst du stolz auf dich sein. Du wirst dich fitter, leistungsfähiger und wohler in deinem Körper fühlen. Eigentlich genau der richtige Zeitpunkt, um das Training fortzusetzen und deine Form zu halten. Klar, sechsmal in der Woche zu trainieren, das muss wohl nicht mehr sein. Aber zwei bis drei Workouts in der Woche regelmäßig in den Tagesplan einzubauen, ist durchaus sinnvoll. Behalte die gesunde Ernährung bei und weiterhin deine Kalorienbilanz im Blick. Lade dir eine Fitness-Ernährungs-App auf dein Handy und checke stichprobenartig, wie viele Kalorien du täglich zu dir nimmst. Kontrolliere weiterhin alle zwei bis vier Wochen dein Gewicht und deine Körpermaße. Dafür kannst du auf die Protokolle auf Seite 143 zurückgreifen und das, was du begonnen hast, einfach weiterführen. Setze dir nach der 30-Tage-Challenge neue Ziele. Was möchtest du in den nächsten sechs Monaten erreichen? Und beziehe weiterhin deine Familie, deinen Partner oder Freunde mit ein, die dich immer wieder unterstützen und motivieren. Wenn der Schweinehund doch mal länger Einzug hält oder dein Zeitbudget knapp ist, bringe dich wieder in den »Challengemodus« und trainiere mal nur für vier bis sieben Tage nach Plan.

DEINE 30-TAGE-CHALLENGE

Tag 1 Bauch intensiv

Herzlich willkommen zu 30 intensiven und schweißtreibenden Tagen, die dich deiner Bikinifigur näher bringen werden. Heute geht es los! Ab jetzt gibt es keine Ausreden mehr. Das Projekt Bikinifigur startest du mit einem knackigen Training für deine Körpermitte: ein Kraftworkout für deine Bauchmuskulatur, den seitlichen Rumpf und die Rückenmuskeln.

Workout

Dauer: 25 Minuten

- Warm-up 1 (Seite 53)
- 2 Workout-Runden; 45 Sekunden Belastung – 25 oder 10 Wiederholungen – 30 Sekunden Erholung
- Cool-down 1 (Seite 58)

	Übung	Belastungszeit/ Wiederholungszahl	Pause	Seite
1	Planke	45 Sek.	30 Sek.	124
2	Käfer	25 Wdh.	30 Sek.	124
3	Seitstütz	45 Sek. pro Seite	30 Sek.	124
4	Crunch	25 Wdh.	30 Sek.	125
5	Seitlicher Crunch	25 Wdh. pro Seite im Wechsel	30 Sek.	125
6	Beine heben und senken	10 Wdh.	30 Sek.	125

 Die Kraft der Proteine: Nach dem Krafttraining solltest du auf hochwertige Proteine im Speiseplan achten. Wie wäre es mit einer leckeren vegetarischen Brokkoli-Tomaten-Frittata (Seite 34). Frittatas sind unglaublich wandelbar. Neben Brokkoli und Tomaten kannst du deine Frittata kunterbunt zusammenstellen. Die Kombination aus gesundem Gemüse und Eiern als Eiweißquelle machen sie zu einer perfekten After-Workout-Mahlzeit.

TAG 1 – BAUCH INTENSIV

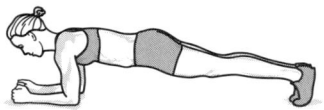

1 Planke

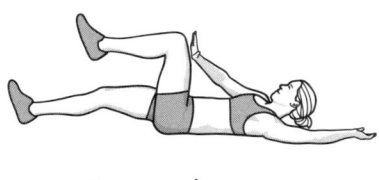

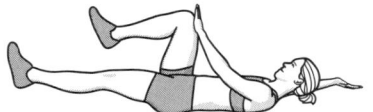

2 Käfer

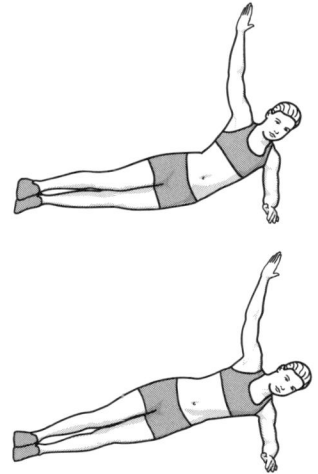

3 Seitstütz

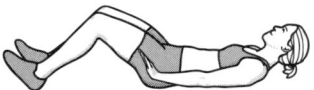

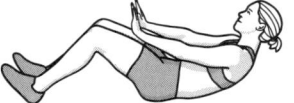

4 Crunch

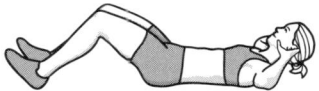

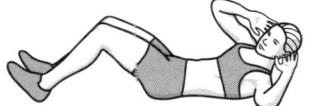

5 Seitlicher Crunch

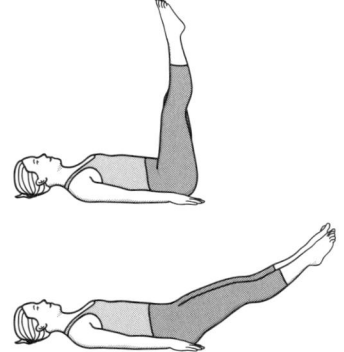

6 Beine heben und senken

DEINE 30-TAGE-CHALLENGE

Tag 2 HIIT

Ziel ist es, deinen Puls mit hochintensivem Kardiotraining ordentlich in die Höhe zu treiben. Knackige Belastungsphasen wechseln sich mit kurzen Erholungsphasen ab, in denen dein Puls wieder nach unten fährt. Dieser Mix aus Anstrengung und Erholung wird deine Fettverbrennung richtig auf Touren bringen.

Workout
Dauer: 45 Minuten

- Warm-up 2 (Seite 55)
- Übungen 1–3 für 2 Runden; Übungen 4–6 für 2 Runden; jeweils 45 Sekunden Belastung – 60 Sekunden Erholung; danach 2 Minuten Pause, dann 5 Minuten Seilspringen oder strammes Gehen
- Cool-down 2 (Seite 59)

	Übung	Belastungszeit/ Wiederholungszahl	Pause	Seite
	2 Runden, dazwischen 60 Sek. Pause			
1	Hampelmann	45 Sek.	60 Sek.	126
2	Bergsteiger	45 Sek.	60 Sek.	128
3	Kniebeuge	45 Sek.	60 Sek.	127
	2 Runden, dazwischen 60 Sek. Pause			
4	Burpee	45 Sek.	60 Sek.	127
5	Paddeln in Bauchlage	45 Sek.	60 Sek.	129
6	Brücke	45 Sek.	60 Sek.	129
	2 Min. Pause			
7	Seilspringen/strammes Gehen	5 Min.		126

 Was du nach dem Training essen solltest: Die 30 Minuten nach dem Training sind die wichtigsten, um deine Muskeln und die leeren Energiespeicher bei der Erholung zu unterstützen. Iss innerhalb von 30 Minuten nach dem Intervalltraining eine kleine Mahlzeit, die sowohl Kohlenhydrate als auch Proteine enthält. Ein Smoothie aus frischem Obst liefert die Kohlenhydrate, Milch oder Kefir die Proteine. Als vegane Alternative kannst du Pflanzendrinks verwenden.

Der HIIT-Effekt

In einer amerikanischen Studie von 2012 erreichten die Probanden in einer Trainingszeit von 60 bis 90 Minuten pro Woche die gleichen Fortschritte wie die Teilnehmer, die 5 Stunden pro Woche gleichmäßiges Ausdauertraining machten. Die Ausdauerleistung kann somit in knackigen 15 Minuten genauso gesteigert werden wie bei einem einstündigen moderaten Ausdauertraining. Die Menge an verbrannten Kalorien ist die gleiche.

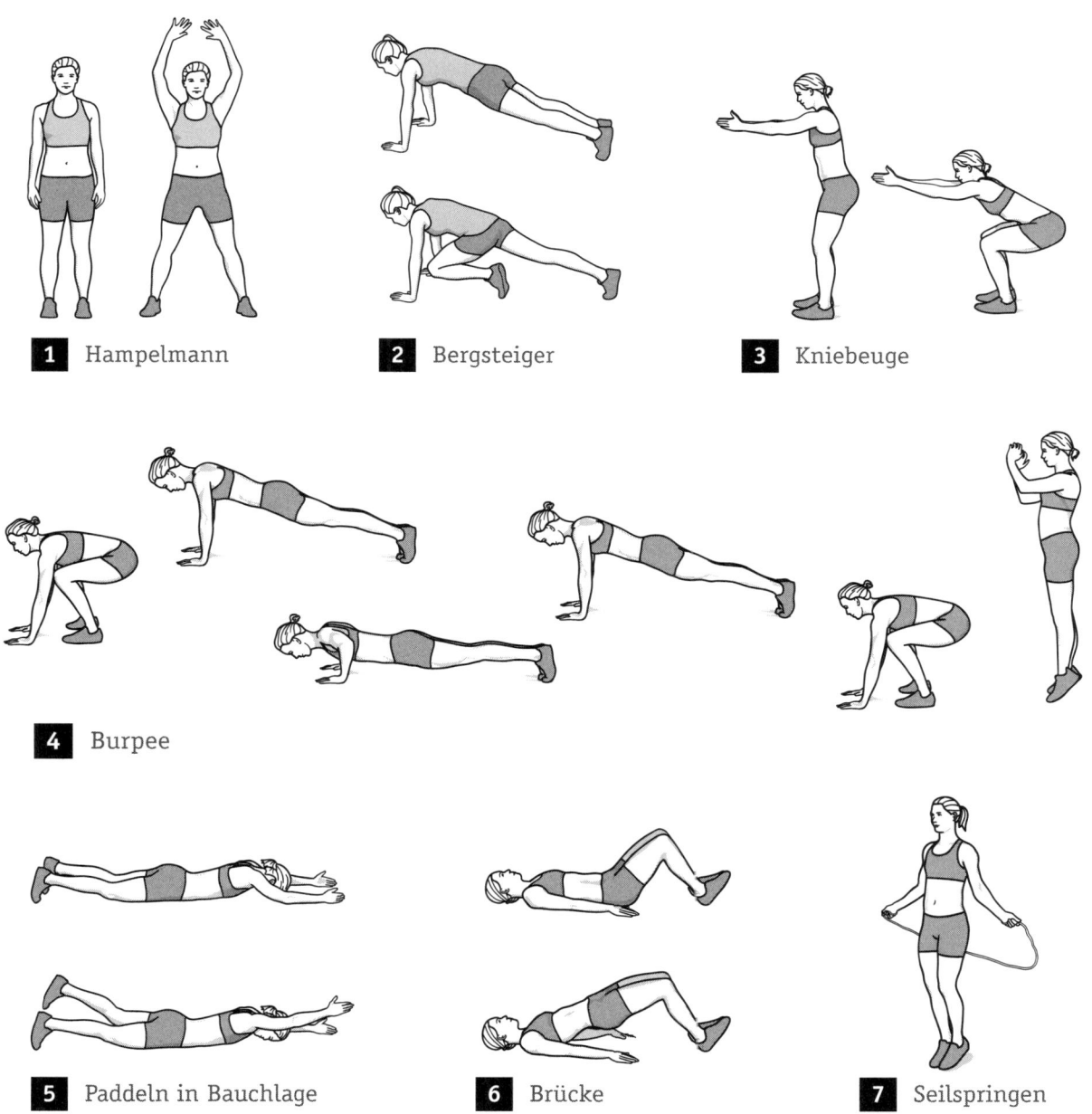

1 Hampelmann
2 Bergsteiger
3 Kniebeuge
4 Burpee
5 Paddeln in Bauchlage
6 Brücke
7 Seilspringen

DEINE 30-TAGE-CHALLENGE

Tag 3 Krafttraining für den Unterkörper

Ein knackiger Po und straffe Oberschenkel stehen heute im Fokus deines Workouts. »Leg Day« ist angesagt. Mit Kniebeugen und Ausfallschritten trainierst du Oberschenkel und Gesäßmuskeln. Eine proteinreiche Mahlzeit führt deinem Körper nach dem intensiven Krafttraining dann wieder genau die Nährstoffe zu, die deine Muskulatur jetzt benötigt.

Workout
Dauer: 30 Minuten

- Warm-up 3 (Seite 56)
- 2 Workout-Runden; Belastung 45 Sekunden oder 15 Wiederholungen – 30 Sekunden Erholung
- Cool-down 3 (Seite 60)

	Übung	Belastungszeit/ Wiederholungszahl	Pause	Seite
1	Beinheben im Vierfüßlerstand	15 Wdh. pro Seite	30 Sek.	131
2	Wandsitzen	45 Sek.	30 Sek.	130
3	Einbeiniges Beckenheben	15 Wdh. pro Seite	30 Sek.	131
4	Gleitender Ausfallschritt	15 Wdh. pro Seite	30 Sek.	130
5	Gleitender seitlicher Ausfallschritt	15 Wdh. pro Seite	30 Sek.	130
6	Kniebeugensprung	45 Sek.	30 Sek.	131

Muskeln brauchen Proteine: Heute stand ein intensives Krafttraining auf dem Programm. Zeit, deinem Körper den nötigen Baustoff für die Muskeln zuzuführen. Wie wäre es mit einer Gemüse-Puten-Pfanne mit Cashewkernen (Seite 40). Cashewkerne zählen mit ihrem Proteingehalt von 20 Prozent zu den hochwertigsten pflanzlichen Proteinquellen. Für Vegetarier ist das Rezept ohne Putenfleisch also ebenfalls eine optimale Proteinquelle.

TAG 3 – KRAFTTRAINING FÜR DEN UNTERKÖRPER

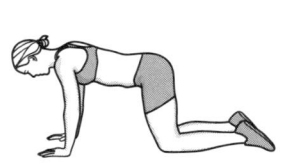 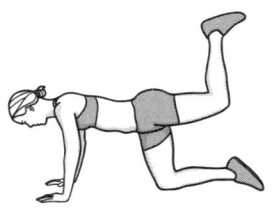 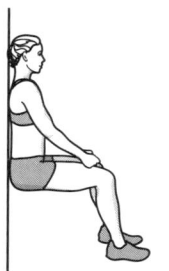

1 Beinheben im Vierfüßlerstand   **2** Wandsitzen

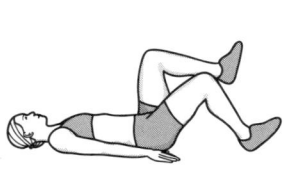 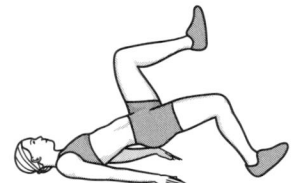

3 Einbeiniges Beckenheben

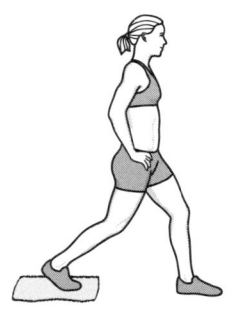 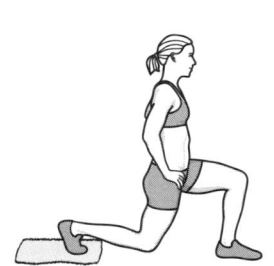 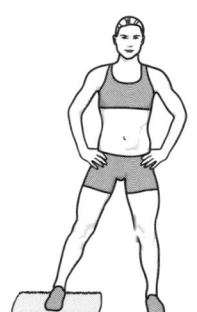 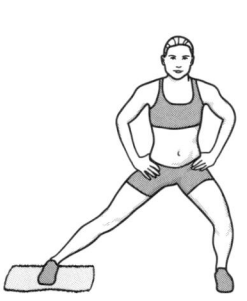

4 Gleitender Ausfallschritt   **5** Gleitender seitlicher Ausfallschritt

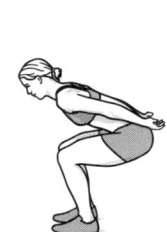 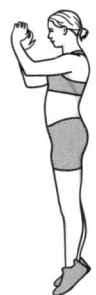

6 Kniebeugensprung

DEINE 30-TAGE-CHALLENGE

Tag 4 Tageschallenge »Planke«

Heute ist ein besonderer Tag. Heute ist Challengetag! Jede Woche wartet eine besondere sportliche Aufgabe auf dich. In dieser Woche geht es um die Stabilität deiner Körpermitte. Es gibt wohl keine effektivere Übung als die, mit dem eigenen Körpergewicht für Körperspannung und Bauchmuskulatur zu trainieren. Perfekt also, um daraus einen ganz speziellen Trainingstag zu gestalten.

Workout

Heute wird ausschließlich »geplankt«. Dein Tag hat drei Trainingseinheiten. In allen drei Einheiten nimmst du nur eine Haltung ein: den Unterarmstütz. In verschiedenen Zeitintervallen hältst du so stabil wie nur möglich die Position. Du findest zwei verschiedene Workout-Empfehlungen. Die eine ist für Einsteiger: Wähle diesen Plan, wenn du die Planke für 15 bis 30 Sekunden stabil halten kannst. Solltest du den Unterarmstütz problemlos mehr als 30 Sekunden halten können, wählst du den Profiplan, um dich etwas mehr zu fordern.

Einsteiger sollten in der Liegestützposition beginnen. Dabei stützt du dich auf beiden Händen ab und streckst die Arme. Alternativ dazu kannst du auch mit abgelegten Knien beginnen – was noch einfacher ist – oder mit den Händen oder Unterarmen auf einer erhöhten Position starten.

TIPP: Wer sich ganz besonders herausfordern möchte, kann einen Arm, ein Bein oder diagonal beides anheben.

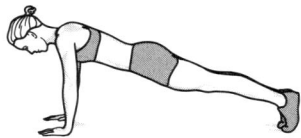

Planke für Einsteiger
Tagesziel: 5 Minuten

Einheit 1	Einheit 2	Einheit 3
15 Sek. halten 10 Sek. Pause	15 Sek. halten 10 Sek. Pause	15 Sek. halten 10 Sek. Pause
15 Sek. halten 10 Sek. Pause	15 Sek. halten 10 Sek. Pause	15 Sek. halten 10 Sek. Pause
20 Sek. halten 15 Sek. Pause	20 Sek. halten 15 Sek. Pause	20 Sek. halten 15 Sek. Pause
20 Sek. halten 15 Sek. Pause	20 Sek. halten 15 Sek. Pause	20 Sek. halten 15 Sek. Pause
30 Sek. halten	30 Sek. halten	30 Sek. halten
100 Sek.	**100 Sek.**	**100 Sek.**
insgesamt 5 Min.		

Planke für Fortgeschrittene und Profis
Tagesziel: 10,5 Minuten

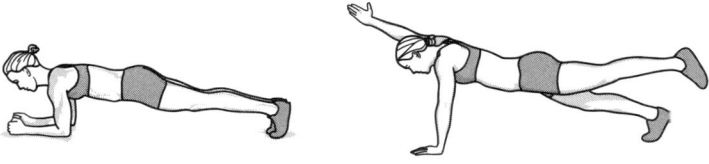

Einheit 1	Einheit 2	Einheit 3
30 Sek. halten 10 Sek. Pause	30 Sek. halten 10 Sek. Pause	30 Sek. halten 10 Sek. Pause
30 Sek. halten 10 Sek. Pause	30 Sek. halten 10 Sek. Pause	30 Sek. halten 10 Sek. Pause
45 Sek. halten 15 Sek. Pause	45 Sek. halten 15 Sek. Pause	45 Sek. halten 15 Sek. Pause
45 Sek. halten 15 Sek. Pause	45 Sek. halten 15 Sek. Pause	45 Sek. halten 15 Sek. Pause
60 Sek. halten	60 Sek. halten	60 Sek. halten
210 Sek.	**210 Sek.**	**210 Sek.**
insgesamt 10,5 Min.		

Auf dem Weg zu deiner persönlichen Bestzeit
8 Stunden, 1 Minute und 1 Sekunde – das ist der Weltrekord im Halten der Planke. 2016 hielt es der Chinese Mao Weidong über 8 Stunden in dieser Position aus. Wo liegt dein persönlicher Rekord? Die Planke ist die perfekte Challenge für den gesamten Körper. Bleib im Training und teste deine Körperstabilität nach vier bis sechs Wochen erneut.

DEINE 30-TAGE-CHALLENGE

Tag 5 Crosstraining und HIIT

Heute wird trainiert – aber anders: Am Crosstrainingstag geht es um Abwechslung! Nachdem Tag 4 (Plank Challenge) sich ausschließlich auf eine Übung konzentriert hat, darf heute ganz individuell trainiert werden. Das kann eine Joggingeinheit sein oder ein Training auf dem Tennisplatz. Dein Puls sollte auf jeden Fall deutlich in die Höhe gehen und du solltest das Gefühl haben, gefordert zu sein und dich auszupowern. Aber das ist noch nicht alles! Für deinen Bikinibody kommt eine kurze, knackige HIIT-Einheit obendrauf.

HIIT
Dauer: 35 Minuten

- Warm-up 1 (Seite 53)
- 3 Workout-Runden; 45 Sekunden Belastungszeit – 90 Sekunden Erholungszeit
- Cool-down 1 (Seite 58)

	Übung	Belastungszeit/ Wiederholungszahl	Pause	Seite
1	Bergsteiger	45 Sek.	90 Sek.	128
2	Burpee	45 Sek.	90 Sek.	127
3	Kniebeugensprung	45 Sek.	90 Sek.	131

Weniger Alkohol trinken: So genussvoll ein gutes Glas Wein oder ein leckerer Cocktail auch sind. Für deine Bikinifigur solltest du jetzt auf Alkohol weitestgehend verzichten. Alkohol enthält zum einen viele Kalorien. Ein Gramm reiner Alkohol enthält 7 kcal. Das ist fast so viel wie Fett (9 kcal). Darüber hinaus hemmt Alkohol den Fettabbau. Wenn du am Abend also auf die Kohlenhydrate verzichtest, solltest du auch keinen Alkohol trinken.

Tipp: Lösch deinen Durst besser mit alkoholfreiem Bier. Das hat weniger Kalorien und liefert wertvolle Elektrolyte.

TAG 5 – CROSSTRAINING UND HIIT

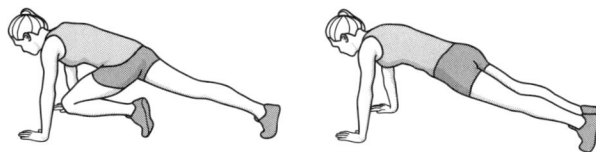

1 Bergsteiger

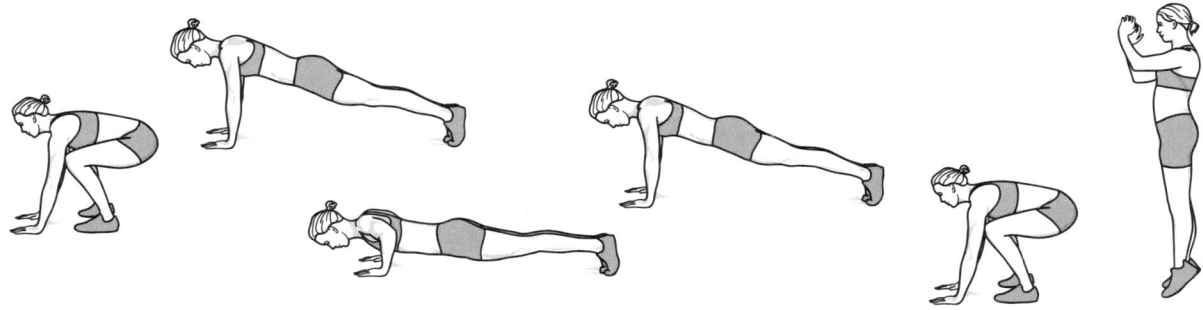

2 Burpee

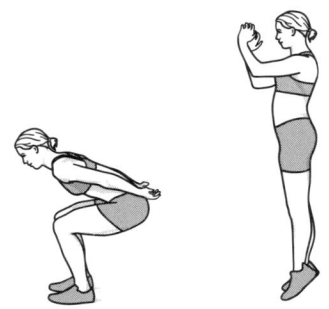

3 Kniebeugensprung

Tag 6 Krafttraining für den ganzen Körper

Nun ist die erste Woche schon fast geschafft. Zum Abschluss trainierst du heute noch mal den gesamten Körper mit einem abwechslungsreichen Krafttraining. Kniebeuge, Liegestütz und Superman. Ob Beine, Arme, Bauch oder Rücken – keine Körperpartie kommt bei diesen Übungen zu kurz. Gib noch mal richtig Gas, denn morgen erwartet dich ein Erholungstag, an dem dein Körper entspannen kann.

Workout
Dauer: 30 Minuten

- Warm-up 2 (Seite 55)
- 2 Workout-Runden; 45 Sekunden Belastung oder 10 Wiederholungen – 30 Sekunden Erholung
- Cool-down 2 (Seite 59)

	Übung	Belastungszeit/ Wiederholungszahl	Pause	Seite
1	Kniebeugensprung	45 Sek.	30 Sek.	132
2	Liegestütz	10 Wdh.	30 Sek.	134
3	Ausfallschritt	10 Wdh. pro Seite	30 Sek.	133
4	Planke	45 Sek.	30 Sek.	133
5	Seitstütz mit angehobenem Bein	45 Sek. pro Seite	30 Sek.	134
6	Superman	45 Sek.	30 Sek.	135

Ideal nach dem Training – ein Smoothie: Intensive Trainingseinheiten verlangen dem Körper einiges ab. Um ihn in dieser Phase optimal zu unterstützen, solltest du bereits kurz nach Trainingsende etwas essen und trinken. Jetzt kann dein Körper nämlich besonders gut die über die Nahrung zugeführten Nährstoffe verwerten – ein Smoothie ist zu diesem Zeitpunkt optimal. Er kann schnell verwertet werden, belastet die Verdauung kaum und gleicht den Flüssigkeitsverlust nach dem Training wieder aus.

Tipp: Blaubeer-Kefir-Smoothie mit Minze (Seite 48)

TAG 6 – KRAFTTRAINING FÜR DEN GANZEN KÖRPER

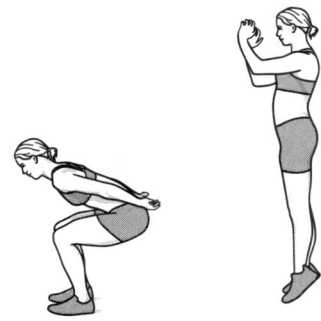

1 Kniebeugensprung

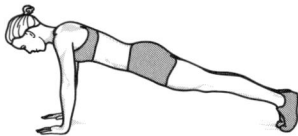

2 Liegestütz

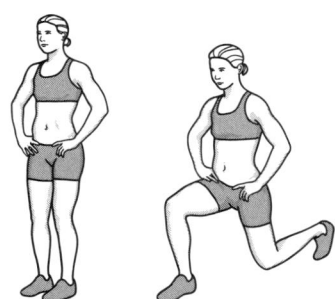

3 Ausfallschritt

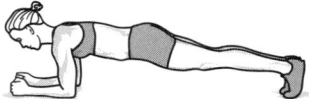

4 Planke

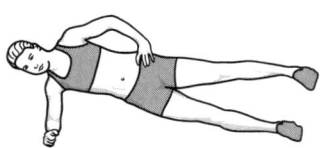

5 Seitstütz mit angehobenem Bein

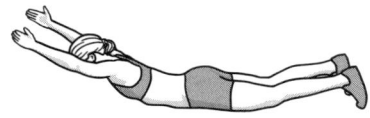

6 Superman

DEINE 30-TAGE-CHALLENGE

Tag 7 Dehnübungen

Das hast du dir verdient: Der erste »Erholungstag« nach sechs anstrengenden Trainingstagen! Nutze den Tag für eine wohltuende Stretchingeinheit, um deine Muskeln zu entspannen. Außerdem steht heute dein erster Bodycheck an. Steig auf die Waage, um dein Gewicht zu notieren, und überprüfe deine Körpermaße. Du wirst staunen, was sich bereits nach einer Woche mit kontinuierlichem Training getan hat.

Workout

Dauer: 30 Minuten

	Übung	Belastungszeit	Seite
1	Seitliche Rumpfdehnung	30 Sek. pro Seite	136
2	Brustmuskeldehnung	30 Sek.	136
3	Herabschauender Hund	30 Sek.	138
4	Schneidersitz mit Vorbeuge	30 Sek.	139
5	Hüftdehnung mit Rotation	30 Sek. pro Seite	138
6	Beinrückseite dehnen im Kniestand	30 Sek. pro Seite	138
7	Gesäßdehnung in Rückenlage	30 Sek. pro Seite	139
8	Liegende Rotation	30 Sek. pro Seite	139

Stoffwechselturbo und Geheimtipp gegen Heißhunger – Ingwer: Frischer Ingwer aufgegossen mit heißem Wasser kann den Appetit und somit auch den Heißhunger auf etwas Süßes zügeln. Eine Studie der Columbia University New York hat nachgewiesen, dass die asiatische Knolle mit ihren über 25 verschiedenen Antioxidantien den Stoffwechsel anregt und sich damit positiv auf die Kalorienbilanz auswirkt. Täglich 2 Gramm Ingwer reichen schon aus, um einen sichtbaren Effekt zu erreichen.

Bodycheck und Wochenrückblick

Nach einer Woche ist es heute Zeit, deinen Trainingserfolg zu dokumentieren. Trage in deine Gewichts- und Bodymaße-Dokumentation deine aktuellen Werte ein. Blicke auf die vergangene Woche zurück und beantworte die folgenden Fragen:

Was hat mir besonders Spaß gemacht?

_____

TAG 7 – DEHNÜBUNGEN

Was waren die tollsten Erfolgserlebnisse in der ersten Woche?
_____

Meine Ziele für die nächste Woche:

1. _____
2. _____
3. _____

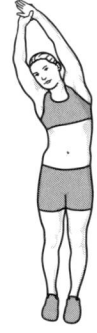
1 Seitliche Rumpfdehnung

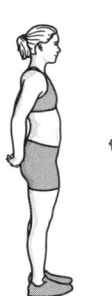
2 Brustmuskeldehnung

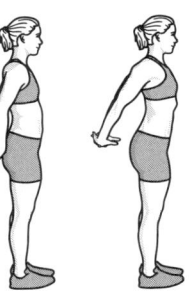
3 Herabschauender Hund

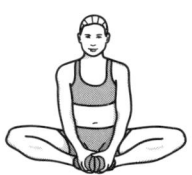
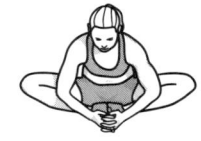
4 Schneidersitz mit Vorbeuge

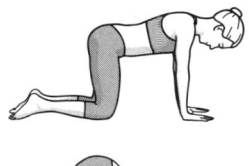
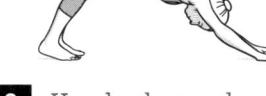
5 Hüftdehnung mit Rotation

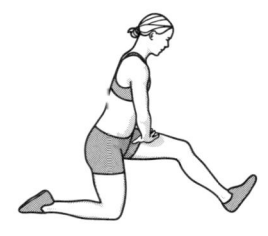
6 Beinrückseite dehnen im Kniestand

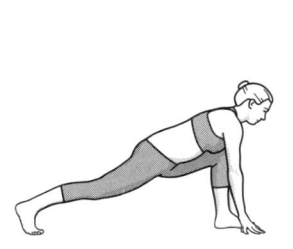
7 Gesäßdehnung in Rückenlage

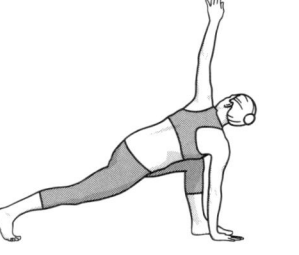
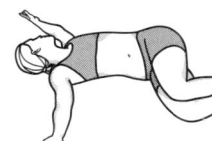
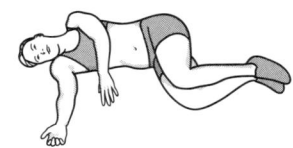
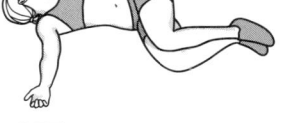
8 Liegende Rotation

DEINE 30-TAGE-CHALLENGE

Tag 8 Bauch intensiv

Du startest in die zweite Trainingswoche. Nun weißt du schon in etwa, was auf dich zukommt. Zum Wochenstart geht es wieder gezielt an deine Bauch- und Rumpfmuskulatur. Diese Woche werden wir die Belastungszeit und Wiederholungszahl etwas erhöhen. Mehr Wiederholungen für mehr Power.

Workout
Dauer: 35 Minuten

- Warm-up 3 (Seite 56)
- 2 Workout-Runden; 60 Sekunden Belastung – 30 oder 10 Wiederholungen – 30 Sekunden Erholung
- Cool-down 3 (Seite 60)

	Übung	Belastungszeit/ Wiederholungszahl	Pause	Seite
1	Planke	60 Sek.	30 Sek.	124
2	Käfer	30 Wdh.	30 Sek.	124
3	Seitstütz	60 Sek. pro Seite	30 Sek.	124
4	Crunch	30 Wdh.	30 Sek.	125
5	Seitlicher Crunch	30 Wdh. pro Seite im Wechsel	30 Sek.	125
6	Beine heben und senken	10 Wdh.	30 Sek.	125

Kleine Wunderwaffen gegen Fettpölsterchen
Grüner Tee: Grüner Tee enthält keine Kalorien, dafür aber jede Menge Polyphenole. Diese sekundären Pflanzenstoffe fördern die Fettverbrennung. Daneben sorgen die Bitterstoffe (Katechine) in grünem Tee dafür, dass der Organismus mehr Wärme produziert, der Stoffwechsel schneller arbeitet und Körperfett abgebaut wird. Eine bis drei Tassen über den gesamten Tag verteilt sind empfehlenswert.
Kakao: Rohkakao steckt voller Antioxidantien, die die Stoffwechseltätigkeit im Körper unterstützen und lang anhaltend sättigen. Außerdem verringert roher Kakao die Ausschüttung des Stresshormons Cortisol, das den Stoffwechsel und damit auch die Fettverbrennung ausbremst. Rohkakao ist in den meisten Supermärkten, Bioläden oder online im Internet erhältlich. Es werden ganze Kakaobohnen, Kakaopulver oder Kakaobutter angeboten. Achte darauf, dass du tatsächlich den rohen Kakao nutzt, denn nur der enthält die Fülle an wertvollen Nährstoffen. Erhitzter Kakao verliert die antioxidativen Eigenschaften. Aber Achtung: Dosiere ihn sparsam! Ein Löffel roher Kakao als Pulver im Müsli reicht völlig aus!

TAG 8 – BAUCH INTENSIV

> **Kokosöl:** Das Öl der Kokosnuss ist besonders reich an mittelkettigen Fettsäuren. Sie werden nicht in neue Fettdepots, sondern während des Verdauungsprozesses direkt in Energie umgewandelt. Die gesättigten Fette in Kokosöl kurbeln aber nicht nur die Fettverbrennung an, sondern fördern unter anderem die Leberfunktion sowie die Ausscheidung von Giftstoffen und verbessern die Cholesterinwerte. Brate dein Fleisch doch häufiger mal mit Kokosöl an oder nutze es zum Dünsten von Gemüse.

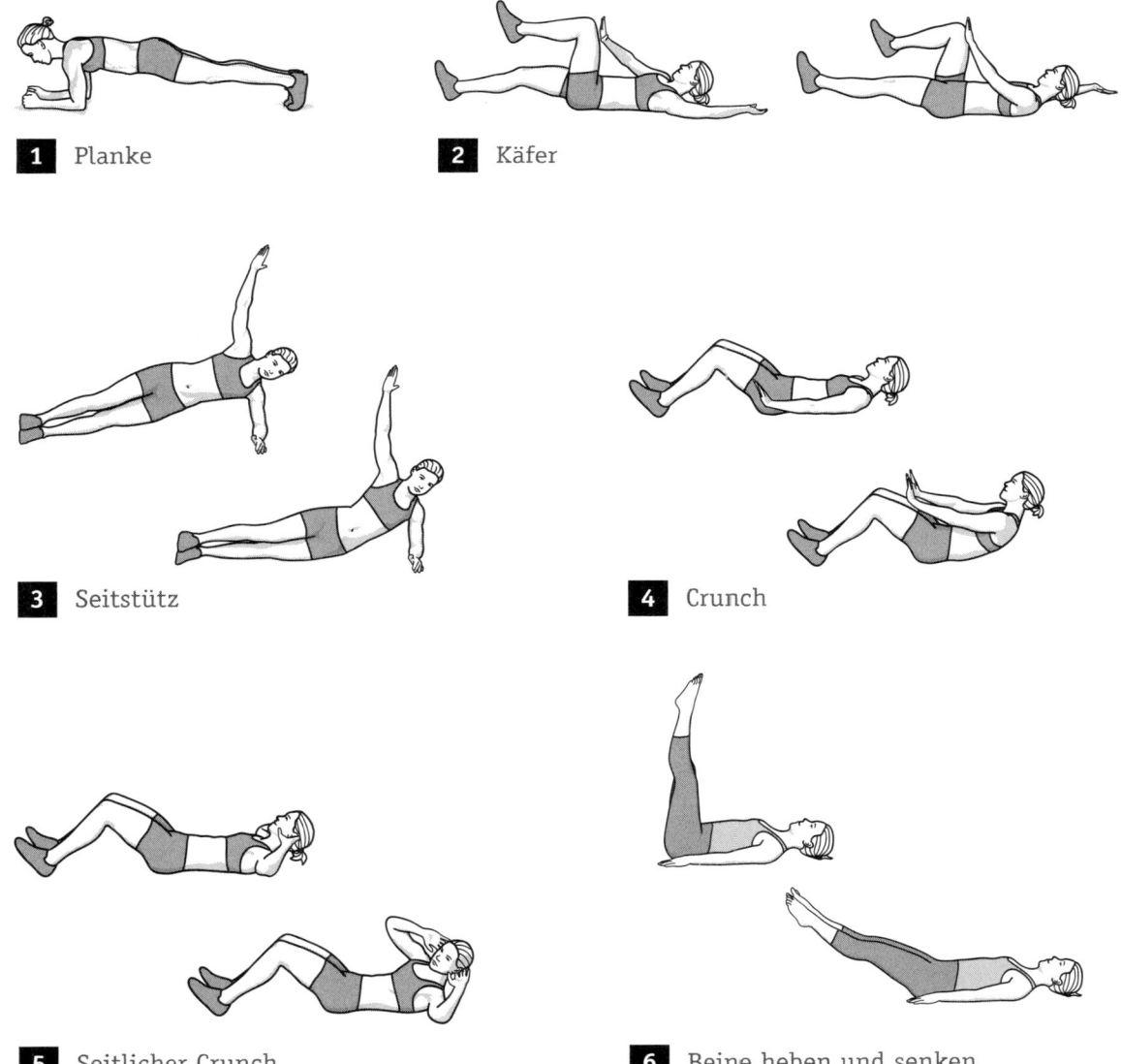

1 Planke

2 Käfer

3 Seitstütz

4 Crunch

5 Seitlicher Crunch

6 Beine heben und senken

DEINE 30-TAGE-CHALLENGE

Tag 9 HIIT

Schon der neunte Tag! Und dein drittes intensives Kardiotraining steht an. Du weißt aber mittlerweile schon, was auf dich zukommt. Sei mit Spaß und Eifer bei der Sache – freu dich auf dein Training und behalte immer dein Ziel vor Augen. Im Vergleich zur letzten Woche erhöhen wir diesmal die Belastungszeit.

Workout
Dauer: 45 Minuten

- Warm-up 1 (Seite 53)
- Übungen 1–3 für 2 Runden, Übungen 4–6 für 2 Runden; 60 Sekunden Belastung – 60 Sekunden Erholung; danach 2 Minuten Pause, dann 5 Minuten Seilspringen oder strammes Gehen
- Cool-down 1 (Seite 58)

	Übung	Belastungszeit/ Wiederholungszahl	Pause	Seite
	2 Runden, dazwischen 60 Sek. Pause			
1	Hampelmann	60 Sek.	60 Sek.	126
2	Bergsteiger	60 Sek.	60 Sek.	128
3	Kniebeuge	60 Sek.	60 Sek.	127
	2 Runden, dazwischen 60 Sek. Pause			
4	Burpee	60 Sek.	60 Sek.	127
5	Paddeln in Bauchlage	60 Sek.	60 Sek.	129
6	Brücke	60 Sek.	60 Sek.	129
	2 Min. Pause			
7	Seilspringen/strammes Gehen	5 Min.		126

Langsamer essen: Auch wenn du heute im Training Gas geben solltest. Nimm beim Essen einen Gang raus: Slow Food ist angesagt. Das subjektive Sättigungsgefühl bei jeder Mahlzeit setzt Studien zufolge erst nach 15 bis 20 Minuten ein. Also lass dir Zeit, um den Sättigungspunkt zu spüren und höre auf zu essen, wenn du keinen Hunger mehr hast. Das Stichwort heißt Achtsamkeit. Widme dich voll und ganz deinen Mahlzeiten, ohne dabei von anderen Dingen abgelenkt zu sein. Keine Medien am Tisch!

TAG 9 – HIIT

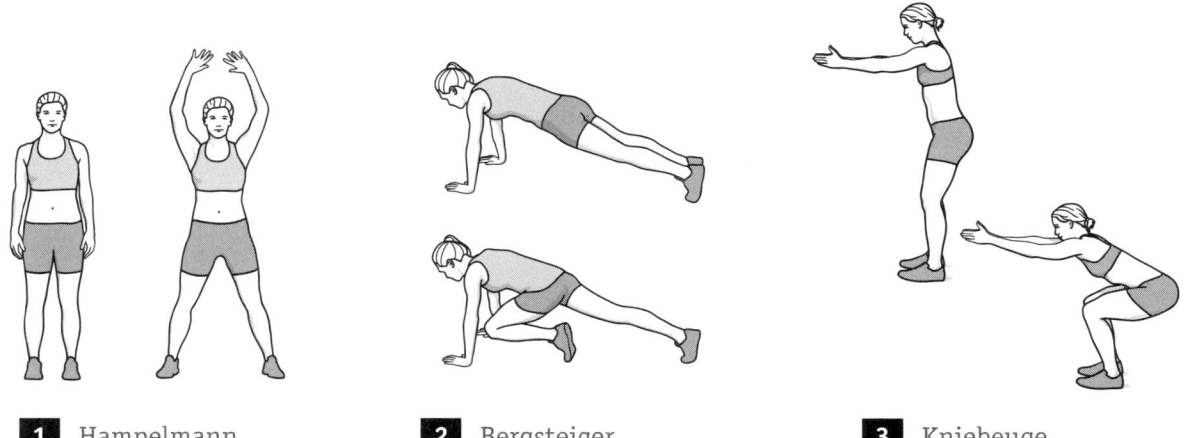

1 Hampelmann **2** Bergsteiger **3** Kniebeuge

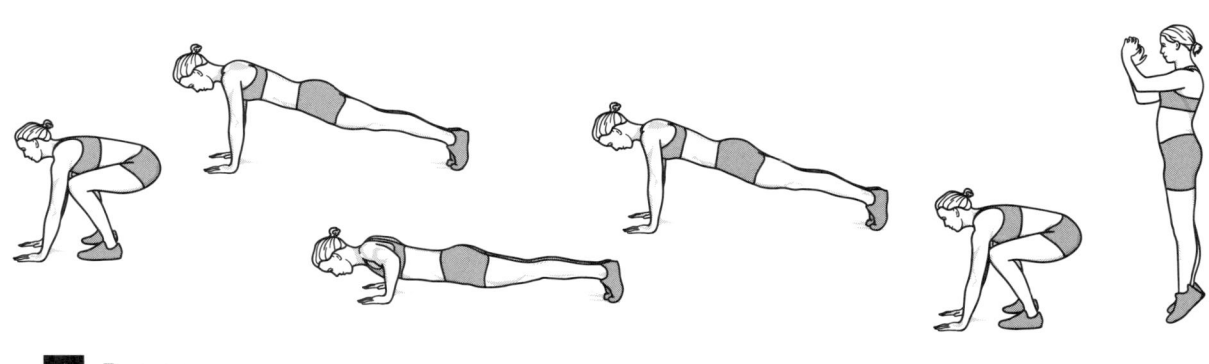

4 Burpee

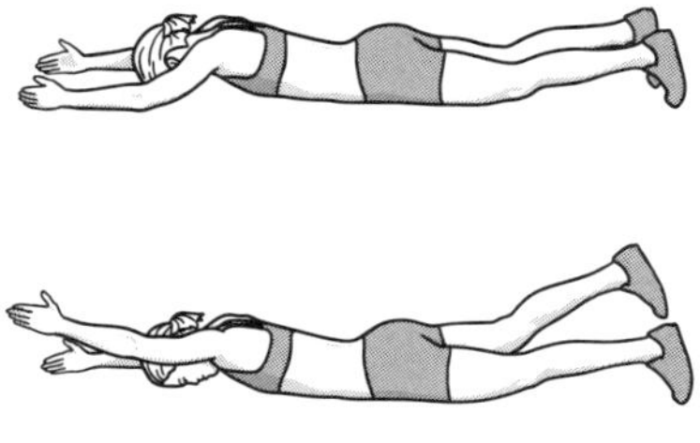

5 Paddeln in Bauchlage 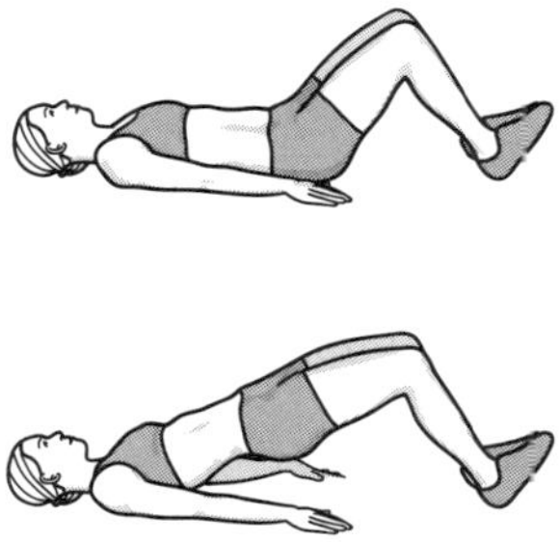 **6** Brücke 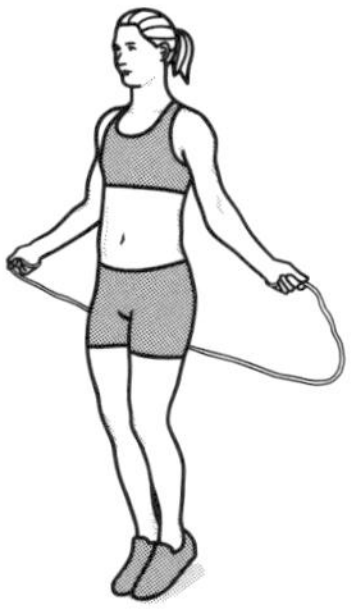 **7** Seilspringen

DEINE 30-TAGE-CHALLENGE

Tag 10 Krafttraining für den Unterkörper

Krafttraining ist das A und O für einen knackigen Po und straffe Beine. Keine Sorge, du wirst durch das Krafttraining keine voluminösen Muskeln entwickeln. Vielmehr wird durch diese Übungen die Kraftausdauer trainiert: Kniebeugen, Ausfallschritte und Beckenheben für deine Gesäßmuskulatur kombiniert mit seitlichen Ausfallschritten für die Oberschenkelinnenseite und Sprüngen. Ein exzellentes Leg Shaping. Diese Woche wird die Wiederholungszahl erhöht – wir drehen an der Intensitätsschraube!

Workout
Dauer: 35 Minuten

- Warm-up 2 (Seite 55)
- 2 Workout-Runden; Belastung 60 Sekunden oder 20 Wiederholungen – 30 Sekunden Erholung
- Cool-down 2 (Seite 59)

	Übung	Belastungszeit/ Wiederholungszahl	Pause	Seite
1	Beinheben im Vierfüßlerstand	20 Wdh. pro Seite	30 Sek.	131
2	Wandsitzen	60 Sek.	30 Sek.	130
3	Einbeiniges Beckenheben	20 Wdh. pro Seite	30 Sek.	131
4	Gleitender Ausfallschritt	20 Wdh. pro Seite	30 Sek.	130
5	Gleitender seitlicher Ausfallschritt	20 Wdh. pro Seite	30 Sek.	130
6	Kniebeugensprung	60 Sek.	30 Sek.	131

Gönne dir genügend und guten Schlaf

Schlaf beeinflusst den Stoffwechsel positiv. Studien zeigen, dass schlechter Schlaf nachweislich den Blutzuckerspiegel erhöht und zu Übergewicht führen kann. Das liegt vor allem an der hormonellen Beeinflussung: Schlechter Schlaf regt das Hungerhormon Ghrelin an und verringert gleichzeitig das Sättigungshormon Leptin. Das Wachstumshormon (HGH) ist einer der stärksten Fettverbrenner im Körper. Es wird im Tiefschlaf gebildet. Besonders viel davon wird dann ausgeschüttet, wenn der Körper nicht mit der Verdauung eines üppigen Abendessens beschäftigt ist. Versuche deshalb zweimal pro Woche nach 17 Uhr nichts mehr oder nur wenig zu essen oder richte dir deine Fastenintervalle so ein, dass du mindestens vier Stunden vor dem Schlafengehen nichts mehr isst.

TAG 10 – KRAFTTRAINING FÜR DEN UNTERKÖRPER

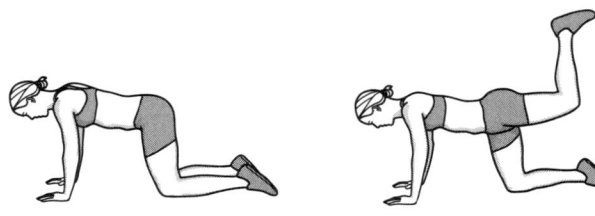

1 Beinheben im Vierfüßlerstand

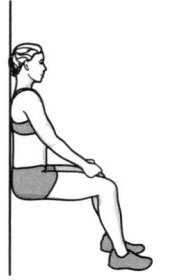

2 Wandsitzen

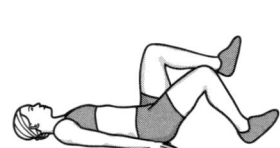

3 Einbeiniges Beckenheben

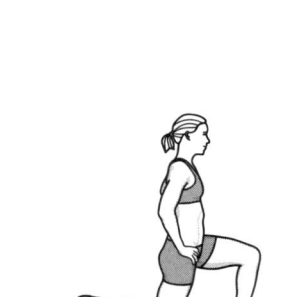

4 Gleitender Ausfallschritt

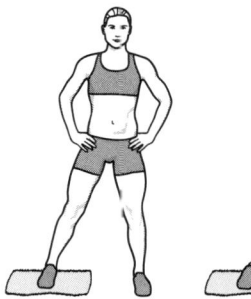

5 Gleitender seitlicher Ausfallschritt

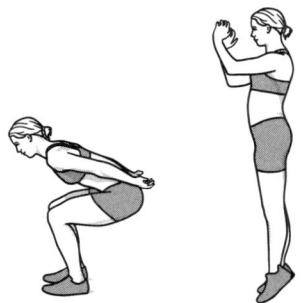

6 Kniebeugensprung

Tag 11 — Tageschallenge »Treppenlauf«

Heute steht die zweite Challenge an! Nachdem letzte Woche deine Bauchmuskeln in der Plank-Challenge auf die Probe gestellt wurden, geht es diesmal mit einem echten Kardiotag für deine Beine weiter. Das Treppenlaufen wird deine Ausdauer, deine Beinmuskulatur und deine Bereitschaft, dich herauszufordern, richtig auf die Probe stellen.

Du benötigst	eine Treppe, die zwischen 20 und 30 flache Stufen hat.
Dein Warm-up	Wärme dich mit 5 Minuten lockerem Joggen oder zügigem Gehen auf. Ziehe dabei gern die Knie weit nach oben oder die Fersen nach hinten zum Gesäß.
Die Challenge	1. 10-mal die Stufen ohne Pause hoch- und runterlaufen oder -gehen. 2. 10-mal die Stufen hoch- und runterlaufen oder -gehen. Jedes Mal wenn du wieder unten ankommst, machst du zwei Liegestütze, bevor du die Treppe wieder hochläufst. 3. 10-mal die Stufen hochlaufen oder -gehen, indem du zwei oder drei Stufen auf einmal nimmst. Beim Runterlaufen bitte bei einer Stufe bleiben! Behalte die Liegestütze nach jedem Hoch und Runter bei. 4. 10-mal die Stufen hoch- und runterlaufen oder -gehen. Jedes Mal wenn du oben ankommst, machst du zwei Kniebeugen. Jedes Mal wenn du unten ankommst, machst du zwei Liegestütze.
Cool-down	Jogge oder gehe anschließend locker noch mal 5 bis 10 Minuten, um deinen Puls wieder herunterzufahren und deine Muskulatur zu entspannen.

Hinweise zum Treppenlaufen

- Am Anfang solltest du zunächst nur nach oben in hohem Tempo laufen. Nach unten gehst du am besten langsam. Das schont die Gelenke und verringert das Verletzungsrisiko.
- Versuche stets, den ganzen Fuß auf einer Stufe aufzusetzen, um sicher auf und ab zu laufen.
- Wähle einen Schuh mit guter Dämpfung, um deine Gelenke zu schonen.

Was Treppenlaufen mit der Bikinifigur zu tun hat

Treppenlaufen ist hart, aber wunderbar effektiv, vor allem hinsichtlich der Trainingsreize für deine sexy Bikinifigur. Der Grund: Beim Treppenlaufen wird hauptsächlich der Vorderfuß belastet und die Kraft wird beim Abdruck nach oben übertragen, statt wie beim Laufen oder Gehen nach vorn. Po-, Oberschenkel- und Wadenmuskulatur werden dadurch besonders beansprucht. Durch einen verstärkten Armeinsatz wird zudem beim Treppenlaufen der gesamte Oberkörper trainiert.

TAG 11 – TAGESCHALLENGE »TREPPENLAUF«

Nach der intensiven Belastung für deine Beine kannst du die Muskeln direkt im Anschluss an das Training oder auch am Abend mit vier einfachen Dehnübungen entspannen:

	Übung	Belastungszeit	Seite
1	Dehnung der Oberschenkelvorderseite	30 Sek. pro Seite	137
2	Dehnung der Oberschenkelinnenseite	30 Sek. pro Seite	137
3	Dehnung der Wade und der Oberschenkelrückseite	30 Sek. pro Seite	137
4	Dehnung der gesamten Körperrückseite	30 Sek.	136

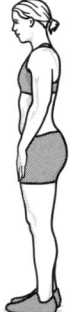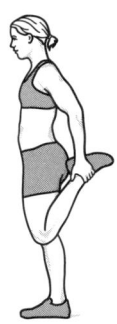

1 Dehnung der Oberschenkelvorderseite

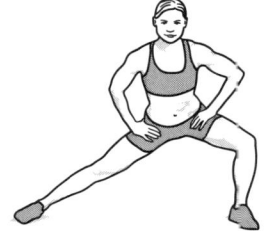

2 Dehnung der Oberschenkelinnenseite

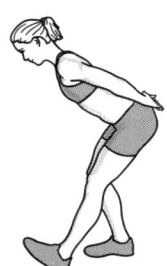

3 Dehnung der Wade und der Oberschenkelrückseite

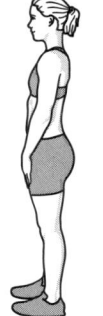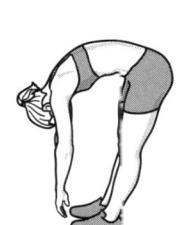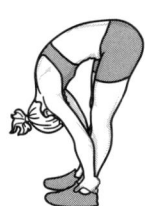

4 Dehnung der gesamten Körperrückseite

DEINE 30-TAGE-CHALLENGE

Tag 12 Crosstraining und HIIT

Crosstraining heißt Abwechslung auf dem Trainingsplan. Zeit für den Sport, den du eventuell auch schon vor der Bikini-Challenge getrieben hast. Hauptsache, dein Körper kommt in Bewegung – ob beim Yoga, Pilates, Klettern oder bei einer Radtour zusammen mit Freunden. Die kurze HIIT-Einheit kannst du beliebig in den Tag integrieren. Auch diese Woche steigern wir die Belastungszeit im Vergleich zur ersten Woche.

HIIT
Dauer: 30 Minuten

- Warm-up 3 (Seite 56)
- 3 Workout-Runden; 60 Sekunden Belastung – 90 Sekunden Erholung
- Cool-down 3 (Seite 60)

	Übung	Belastungszeit/ Wiederholungszahl	Pause	Seite
1	Bergsteiger	60 Sek.	90 Sek.	128
2	Burpee	60 Sek.	90 Sek.	127
3	Kniebeugensprung	60 Sek.	90 Sek.	131

Viel Wasser trinken!

Achte jeden Tag darauf, viel Wasser zu dir zu nehmen – nicht nur, weil du im Training viel Flüssigkeit ausschwitzt. Wassertrinken macht schlank. Zum einen aus dem simplen Grund, dass Wasser keine Kalorien, dafür aber wichtige Mineralstoffe wie Kalzium oder Magnesium enthält. Zum anderen belegen zahlreiche Studien, dass Wassertrinken das natürliche Abnehmen unterstützt. Das Trinken eines halben Liters Wasser kann die Kalorienverbrennung in der nächsten Stunde um 24 bis 30 Prozent erhöhen. Trinke zu jeder Mahlzeit ein großes Glas Wasser. Wasser füllt den Magen und du spürst schneller ein Sättigungsgefühl.

Vitamin C gegen Fettpolster: Jeden Morgen ein Glas Zitronenwasser oder einen Ingwertee mit Zitrone zu trinken, das kurbelt die Fettverbrennung an. Zitronen sind bekannt für ihren hohen Vitamin-C-Gehalt. Vitamin C ist wichtig für die Produktion des Hormons Noradrenalin, ein Botenstoff, der dabei hilft, Fette aus den Fettzellen herauszulösen. So kann der Organismus einfacher auf gespeicherte Fette zur Energiegewinnung zurückgreifen. Vitamin C ist außerdem wichtig für die Kollagenproduktion und hat dadurch auch einen Einfluss auf die Festigkeit des Gewebes – unterstützt also auch straffe Körperformen.

TAG 12 – CROSSTRAINING UND HIIT

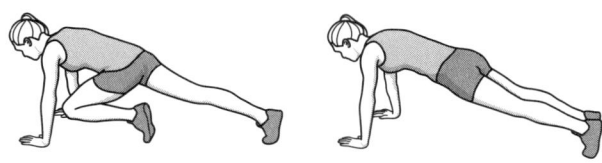

1 Bergsteiger

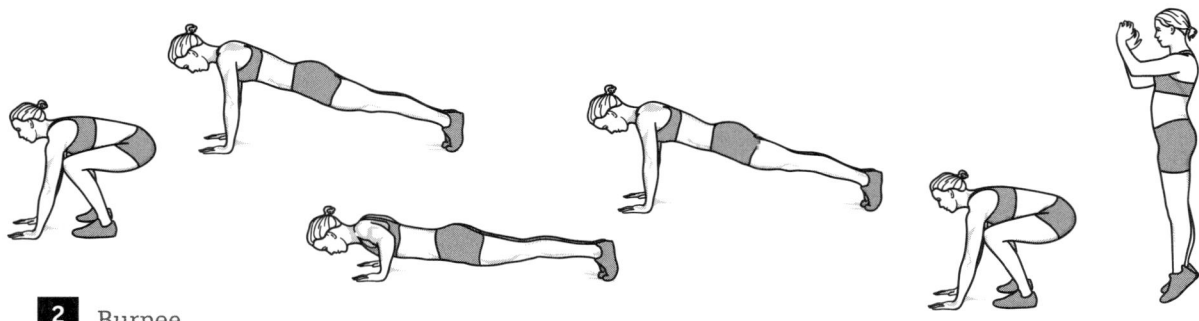

2 Burpee

3 Kniebeugensprung

DEINE 30-TAGE-CHALLENGE

Tag 13 Krafttraining für den ganzen Körper

Die Halbzeit der Bikini-Challenge rückt immer näher. Gegen Ende der zweiten intensiven Trainingswoche erwartet dich auch heute noch mal ein Krafttraining mit deinem eigenen Körpergewicht. Die Übungen sind dir bereits aus der vergangenen Woche bekannt. Diesmal gibt es allerdings ein paar Extrasekunden und zusätzliche Wiederholungen, um deinen Körper mehr zu fordern und dadurch deine Fitness auszubauen.

Workout
Dauer: 35 Minuten

- Warm-up 1 (Seite 53)
- 2 Workout-Runden; 60 Sekunden Belastung oder 15 Wiederholungen – 30 Sekunden Erholung
- Cool-down 1 (Seite 58)

	Übung	Belastungszeit/ Wiederholungszahl	Pause	Seite
1	Kniebeugensprung	60 Sek.	30 Sek.	132
2	Liegestütz	15 Wdh.	30 Sek.	134
3	Ausfallschritt	15 Wdh. pro Seite	30 Sek.	133
4	Planke	60 Sek.	30 Sek.	133
5	Seitstütz mit angehobenem Bein	60 Sek. pro Seite	30 Sek.	134
6	Superman	60 Sek.	30 Sek.	135

 Alternative Eiweißquellen zu Fleisch: Es gibt immer mehr Sportler, die sich vegetarisch oder sogar vegan ernähren. Es muss also nicht immer Fleisch auf dem Speiseplan stehen, um sportliche Erfolge zu erzielen. Mittlerweile finden sich durchaus zahlreiche fleischlose Eiweißquellen wie Erbsen, Bohnen, Grünkern, Lupine oder Kichererbsen. Kichererbsen enthalten zum Beispiel mehr Eiweiß als so manche Fleischsorte, liefern viel Eisen und haben einen ähnlichen Kalziumgehalt wie Kuhmilch. Probiere doch mal das leckere Falafel-Rezept von Seite 38 aus.

TAG 13 – KRAFTTRAINING FÜR DEN GANZEN KÖRPER

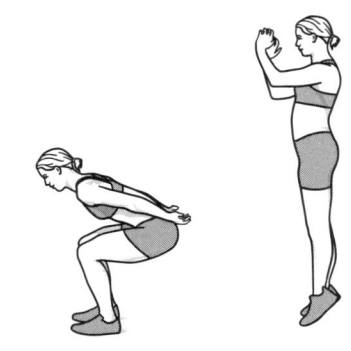

1 Kniebeugensprung

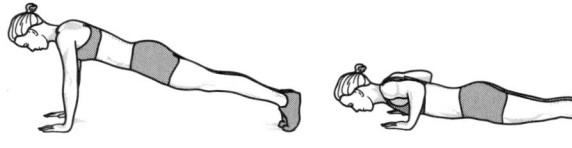

2 Liegestütz

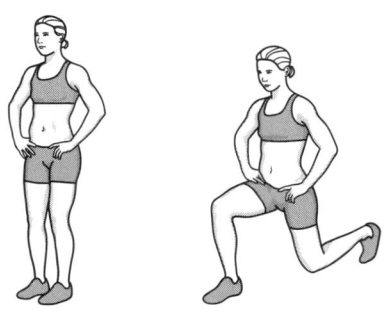

3 Ausfallschritt

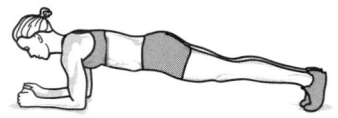

4 Planke

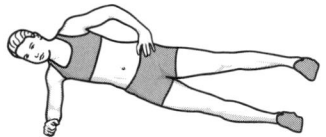

5 Seitstütz mit angehobenem Bein

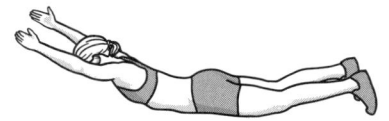

6 Superman

Tag 14 — Dehnübungen

Es ist Halbzeit! Du hast die letzten zwei Wochen dein Bestes gegeben. Beim Wiegen und Körpermaße-checken erntest du heute die Früchte deiner harten Arbeit. Nutze den Tag für eine wohltuende Stretching-einheit, um deine Muskeln wieder zu entspannen und elastisch zu halten. Es gilt, Kräfte zu sammeln für die zweite Hälfte deiner Bikini-Challenge.

Workout
Dauer: 30 Minuten

	Übung	Belastungszeit	Seite
1	Seitliche Rumpfdehnung	30 Sek. pro Seite	136
2	Brustmuskeldehnung	30 Sek.	136
3	Herabschauender Hund	30 Sek.	138
4	Schneidersitz mit Vorbeuge	30 Sek.	139
5	Hüftdehnung mit Rotation	30 Sek. pro Seite	138
6	Beinrückseite dehnen im Kniestand	30 Sek. pro Seite	138
7	Gesäßdehnung in Rückenlage	30 Sek. pro Seite	139
8	Liegende Rotation	30 Sek. pro Seite	139

Bodycheck und Wochenrückblick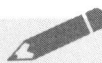

Die Hälfte der Challenge ist bereits vorbei. Heute ist es wieder Zeit für deinen Bodycheck. Trage in deine Gewichts- und Bodymaße-Dokumentation deine aktuellen Werte ein. Blicke wieder auf die vergangene Woche zurück und beantworte folgende Fragen:

Welche Ziele der letzten Woche konnte ich erreichen?

_____

Was hat mir besonders Spaß gemacht?

_____

Was waren die tollsten Erfolgserlebnisse der zweiten Woche?

_____

TAG 14 – DEHNÜBUNGEN

Meine Ziele für die nächste Woche:

1. _____
2. _____
3. _____

1 Seitliche Rumpfdehnung

2 Brustmuskeldehnung

3 Herabschauender Hund

4 Schneidersitz mit Vorbeuge

5 Hüftdehnung mit Rotation

6 Beinrückseite dehnen im Kniestand

7 Gesäßdehnung in Rückenlage

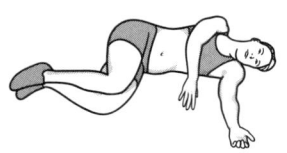

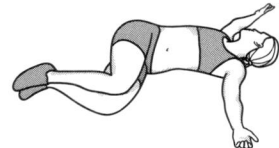

8 Liegende Rotation

DEINE 30-TAGE-CHALLENGE

Tag 15 Bauch intensiv

Ab heute kannst du die Tage rückwärts zählen. Die Hälfte ist geschafft und nun heißt es noch mal richtig Gas geben in den Workouts, um dem Ziel, deiner Bikinifigur, noch näher zu kommen. Die dritte Woche startet wie mit einem speziellen Training für den Bauch. Nachdem wir letzte Woche Wiederholungszahl und Belastungszeit hochgefahren haben, fügen wir in dieser Woche noch eine Extrarunde oder neue Übungen hinzu.

Workout
Dauer: 45 Minuten

- Warm-up 2 (Seite 55)
- 3 Workout-Runden; 60 Sekunden Belastung – 30 oder 10 Wiederholungen – 30 Sekunden Erholung
- Cool-down 2 (Seite 59)

	Übung	Belastungszeit/ Wiederholungszahl	Pause	Seite
1	Planke	60 Sek.	30 Sek.	124
2	Käfer	30 Wdh.	30 Sek.	124
3	Seitstütz	60 Sek. pro Seite	30 Sek.	124
4	Crunch	30 Wdh.	30 Sek.	125
5	Seitlicher Crunch	30 Wdh. pro Seite im Wechsel	30 Sek.	125
6	Beine heben und senken	10 Wdh.	30 Sek.	125

 »Avocado« heißt das Nahrungsmittel des Tages: Die Avocado ist mit ihren gesunden Inhaltsstoffen schon lange kein Geheimtipp mehr. Sie enthält einfach ungesättigte Fettsäuren, die das Hungergefühl vermindern und den Blutzuckerspiegel stabil halten, was der Ablagerung von Bauchfett entgegenwirkt. Die in der Botanik als Beere bezeichnete Avocado ist darüber hinaus reich an den Vitaminen D, K und B_6, die für glänzendes Haar und strahlend reine Haut wichtig sind. Wie wäre es also mit der grünen Detox-Bowl von Seite 49 am Morgen? Die hält lange satt und schenkt viel Energie für den Tag und dein Training.

TAG 15 – BAUCH INTENSIV

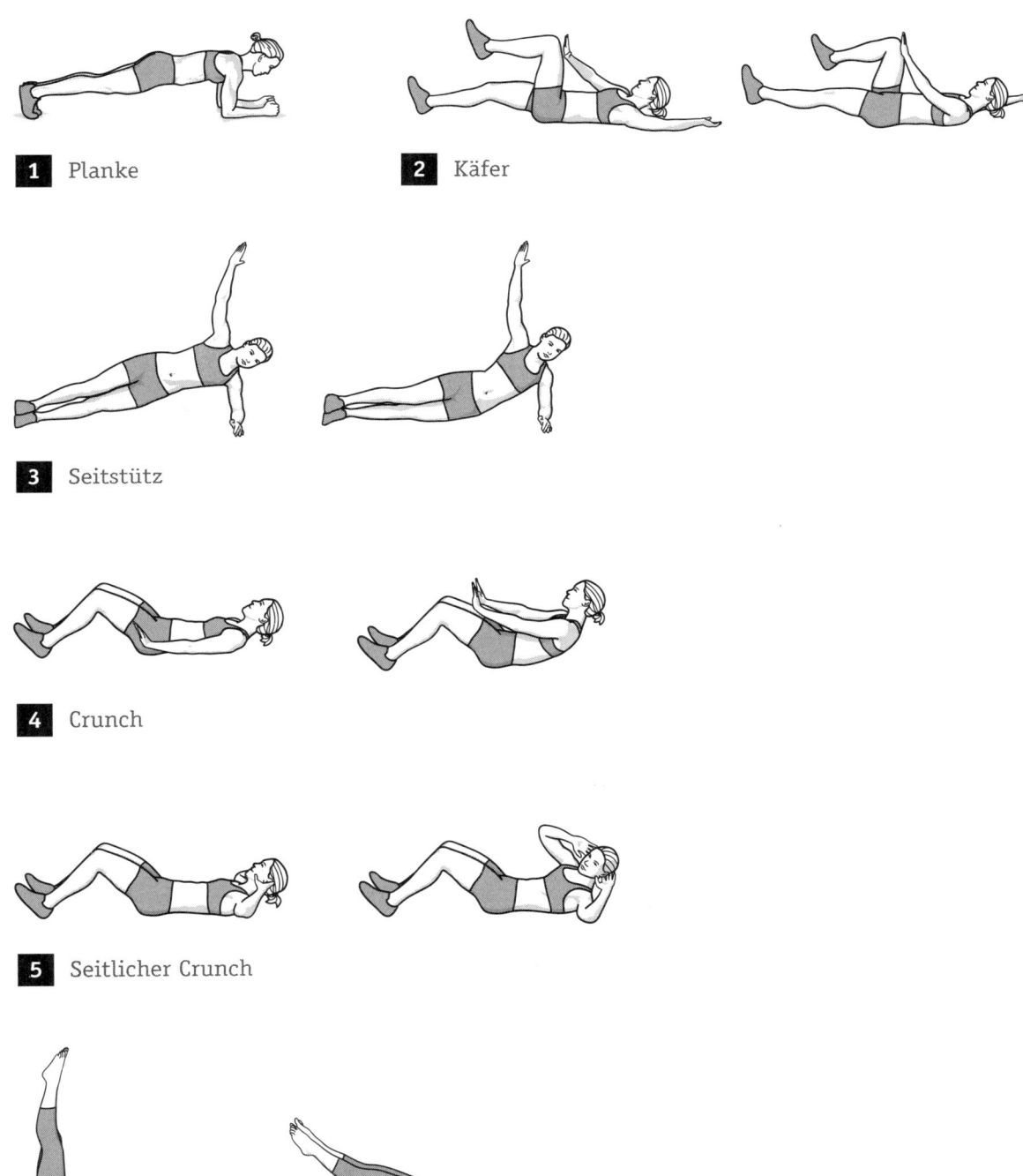

1 Planke

2 Käfer

3 Seitstütz

4 Crunch

5 Seitlicher Crunch

6 Beine heben und senken

DEINE 30-TAGE-CHALLENGE

Tag 16 HIIT

Dein drittes HIIT hat es diese Woche in sich. Die zwei Übungsblöcke mit je drei Übungen werden durch einen weiteren Block ergänzt. Seilspringen oder strammes Gehen auf der Stelle darf am Ende natürlich auch nicht fehlen.

Workout

Dauer: 45 Minuten

- Warm-up 3 (Seite 56)
- Übungen 1–3 für 2 Runden, Übungen 4–6 für 2 Runden, Übungen 7–9 für 2 Runden; 60 Sekunden Belastung – 60 Sekunden Erholung; danach 2 Minuten Pause, dann 5 Minuten Seilspringen oder strammes Gehen
- Cool-down 3 (Seite 60)

	Übung	Belastungszeit/Wiederholungszahl	Pause	Seite
	2 Runden, dazwischen 60 Sek. Pause			
1	Hampelmann	60 Sek.	60 Sek.	126
2	Bergsteiger	60 Sek.	60 Sek.	128
3	Kniebeuge	60 Sek.	60 Sek.	127
	2 Runden, dazwischen 60 Sek. Pause			
4	Burpee	60 Sek.	60 Sek.	127
5	Paddeln in Bauchlage	60 Sek.	60 Sek.	129
6	Brücke	60 Sek.	60 Sek.	129
	2 Runden, dazwischen 60 Sek. Pause			
7	Armschere in der Kniebeuge	60 Sek.	60 Sek.	128
8	Sprinten auf der Stelle	60 Sek.	60 Sek.	126
9	Zweipunktstütz	60 Sek. pro Seite	60 Sek.	128
	2 Min. Pause			
10	Seilspringen/strammes Gehen	5 Min.		126

TAG 16 – HIIT

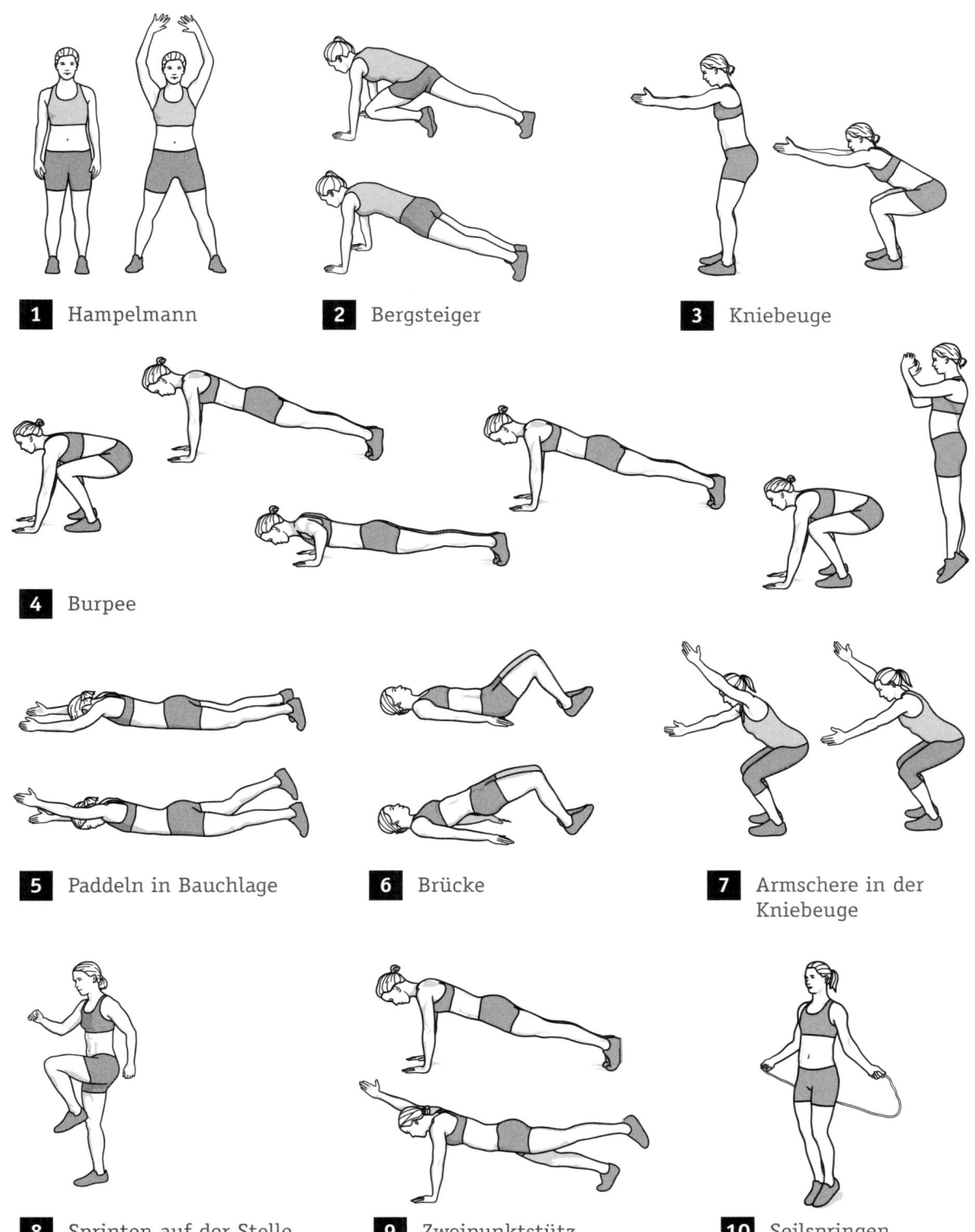

1 Hampelmann
2 Bergsteiger
3 Kniebeuge
4 Burpee
5 Paddeln in Bauchlage
6 Brücke
7 Armschere in der Kniebeuge
8 Sprinten auf der Stelle
9 Zweipunktstütz
10 Seilspringen

DEINE 30-TAGE-CHALLENGE

Tag 17 Krafttraining für den Unterkörper

Auch deine Bein- und Pomuskulatur erwartet diese Woche eine Extraportion Training. Deine Bikinifigur wird es lieben – auch wenn du sicherlich das ein oder andere Mal an deine Grenze kommen wirst. Aber da, wo es wehtut, bist du genau richtig, um deinen Körper zu fordern.

Workout

Dauer: 35 Minuten

- Warm-up 1 (Seite 53)
- 3 Runden; 60 Sekunden Belastung oder 20 Wiederholungen – 30 Sekunden Erholung
- Cool-down 1 (Seite 58)

	Übung	Belastungszeit/ Wiederholungszahl	Pause	Seite
1	Beinheben im Vierfüßlerstand	20 Wdh. pro Seite	30 Sek.	131
2	Wandsitzen	60 Sek.	30 Sek.	130
3	Einbeiniges Beckenheben	20 Wdh. pro Seite	30 Sek.	131
4	Gleitender Ausfallschritt	20 Wdh. pro Seite	30 Sek.	130
5	Gleitender seitlicher Ausfallschritt	20 Wdh. pro Seite	30 Sek.	130
6	Kniebeugensprung	60 Sek.	30 Sek.	131

 Low Carb – leckerer Geschmack: Gesund und Low Carb muss nicht immer gleich Verzicht bedeuten. Es gibt leckere alternative Lebensmittel, die ohne Zuckerzusatz auskommen. Probiere mal das Pancake-Rezept auf Seite 28. Die süßen Früchte geben einen super Geschmack und durch den Magerquark und die Eier mutieren die Pancakes zur echten Eiweißbombe. Das Eiweiß füttert deine Muskeln mit Energie und Nährstoffen für noch mehr Power. Obendrein verzichtest du auf sämtlichen zusätzlichen Zucker.

TAG 17 – KRAFTTRAINING FÜR DEN UNTERKÖRPER

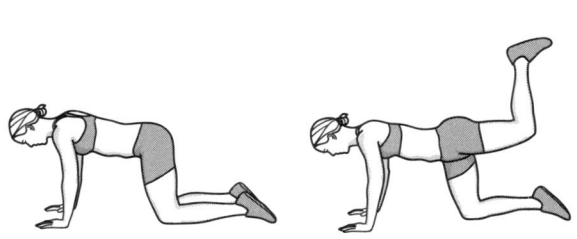

1 Beinheben im Vierfüßlerstand

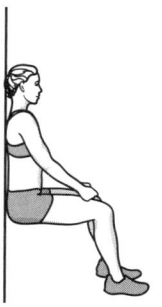

2 Wandsitzen

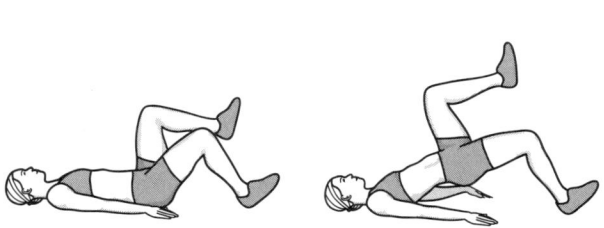

3 Einbeiniges Beckenheben

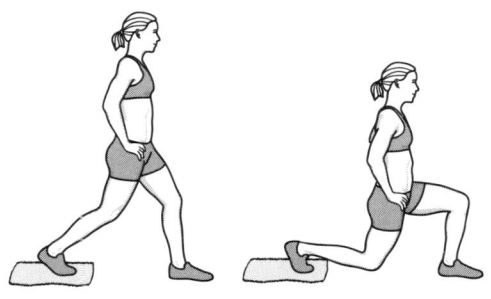

4 Gleitender Ausfallschritt

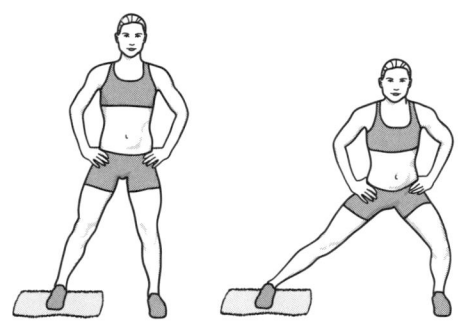

5 Gleitender seitlicher Ausfallschritt

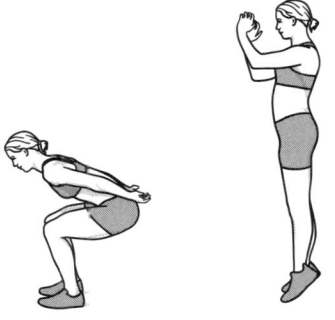

6 Kniebeugensprung

DEINE 30-TAGE-CHALLENGE

Tag 18 Tageschallenge »Mehr als 10 000 Schritte gehen«

Was als Werbegag für einen japanischen Hersteller von Schrittzählern begonnen hat, ist heute eine allgemeingültige Tagesempfehlung von Ärzten und Bewegungsexperten: Gehe täglich 10 000 Schritte. Die traurige Wahrheit ist, dass der Durchschnittsdeutsche im Schnitt weniger als 5000 Schritte pro Tag zurücklegt, bei einem achtstündigen Bürojob kommt man sogar nur auf etwa 1500 Schritte. Dabei ist es gar nicht so schwer, 10 000 Schritte täglich zu bewältigen. Denke immer daran, dass dich jeder Schritt deiner Traumfigur etwas näher bringt!

Für die heutige Challenge benötigst du einen Schrittzähler, um genau zu dokumentieren, wie aktiv du im Tagesverlauf unterwegs warst. Vielleicht hast du schon einen Fitnesstracker und verfolgst regelmäßig deine zurückgelegte Strecke. Ansonsten gibt es mittlerweile eine Vielzahl an kostenfreien Apps, die deine Schritte, Kilometer und Kalorien zählen.

Deine Aufgabe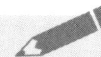

Absolviere im Lauf des heutigen Tages mindestens 10 000 Schritte – egal ob gehend, joggend oder im Fitnessstudio. Dein Tracker sollte am Ende des Tages die 10 000er-Marke knacken!

Meine zurückgelegten Schritte: _____

Für schön geformte Arme

Gehen, laufen oder joggen regt zwar in einem bestimmten Rahmen die Fettverbrennung an, aber mit einem Krafttraining verbrennst du deutlich mehr Kalorien. An Tag 18 wollen wir den Fokus auf Arme und Schultern legen.

Workout

Dauer: 25 Minuten

- Warm-up 1 (Seite 53)
- 2 Runden; 60 Sekunden Belastungszeit – 90 Sekunden Erholungszeit
- Cool-down 1 (Seite 58)

TAG 18 – TAGESCHALLENGE »MEHR ALS 10 000 SCHRITTE GEHEN«

	Übung	Belastungszeit/ Wiederholungszahl	Pause	Seite
1	Liegestütz mit abgelegten Knien	60 Sek.	90 Sek.	134
2	Erhöhter Dip	60 Sek.	90 Sek.	135
3	Armschere in der Kniebeuge	60 Sek.	90 Sek.	132

Immer schön am Ball bleiben

Die 10 000 Schritte waren kein Problem? Dann ist »Dranbleiben« jetzt die Devise! Es sind noch 12 Tage. Achte jeden Tag auf die Anzahl deiner Schritte, indem du dich so viel wie möglich im Alltag bewegst. Schlag im ersten Kapitel noch mal die Tipps zu mehr Bewegung im Alltag nach (Seite 21). So wird aus deiner Tageschallenge eine Herausforderung für die restlichen 12 Tage – im wahrsten Sinne ein Endspurt.

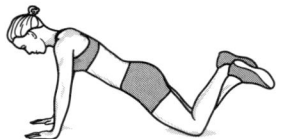 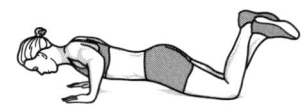

1 Liegestütz mit abgelegten Knien

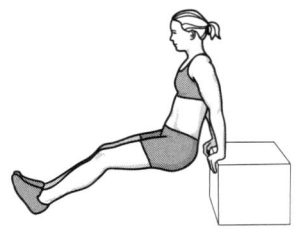 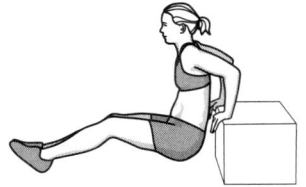

2 Erhöhter Dip

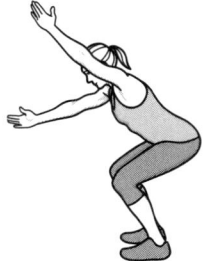 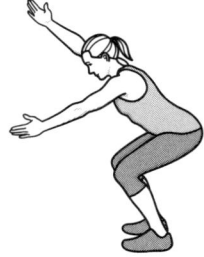

3 Armschere in der Kniebeuge

Tag 19 Crosstraining und HIIT

Dein alternativer Trainingstag bietet dir viele Möglichkeiten. Training mit Freunden oder draußen in der Natur. Trau dich auch mal, neue Herausforderungen anzugehen. Vielleicht findest du ein paar Anregungen für neue Sportarten. Joggen, Schwimmen, Radfahren und Co. sind dafür bekannt, durch einen hohen Energieverbrauch und starken Einsatz der Muskulatur beim Abnehmen eine sinnvolle Ergänzung zum Krafttraining zu sein. Nicht selten scheitert man an der Monotonie des Trainings und überlässt dem Schweinehund das Feld.

HIIT
Dauer: 35 Minuten

- Warm-up 1 (Seite 53)
- 3 Runden; 60 Sekunden Belastung – 90 Sekunden Erholung
- Cool-down 1 (Seite 58)

	Übung	Belastungszeit/ Wiederholungszahl	Pause	Seite
1	Bergsteiger	60 Sek.	90 Sek.	128
2	Burpee	60 Sek.	90 Sek.	127
3	Kniebeugensprung	60 Sek.	90 Sek.	131
4	Planke	60 Sek.	90 Sek.	133

Effiziente Alternativen zur Trainingsroutine

- **Wandern:** Eine mehrstündige Tour treibt beim Bergaufsteigen nicht nur den Puls nach oben und verbrennt viele Kalorien. Waden, Oberschenkel und Gesäß werden beim Hinauf- und Hinabgehen trainiert und geformt.
- **Yoga, Pilates und Co.:** Diese Trainingsformen sind ruhig und werden fließend ausgeführt, was aber nicht heißt, dass sie weniger anstrengend sind. Es wird immer mit dem eigenen Körpergewicht trainiert.
- **Klettern:** Hier trainierst du den ganzen Körper und verbrennst durch den starken Krafteinsatz viele Kalorien. Besonders positiver Nebeneffekt: Die Rückenmuskeln werden gekräftigt und die Haltung wird dadurch aufrechter.
- **Tanzen:** Ob Hip-Hop, Breakdance oder klassischer Tanz – es macht jede Menge Spaß. Bei lauter Musik und in der Gruppe geht die Trainingszeit viel schneller vorbei. Dadurch nimmst du die Belastung weniger intensiv wahr.

TAG 19 – CROSSTRAINING UND HIIT

 Low Carb mit Brot: Ist es möglich, Brot zu essen und dabei gleichzeitig Kohlenhydrate zu sparen? Kein Problem! Das leckere Karotten-Quark-Brot von Seite 31 kommt vollkommen ohne stärkehaltige Kohlenhydrate aus. Dazu kannst du die leckeren Hummus-Dips von Seite 32 ausprobieren.

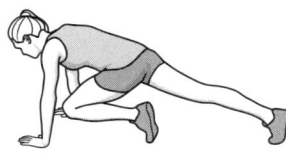 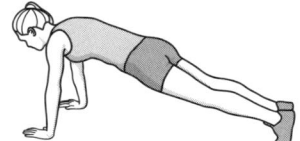

1 Bergsteiger

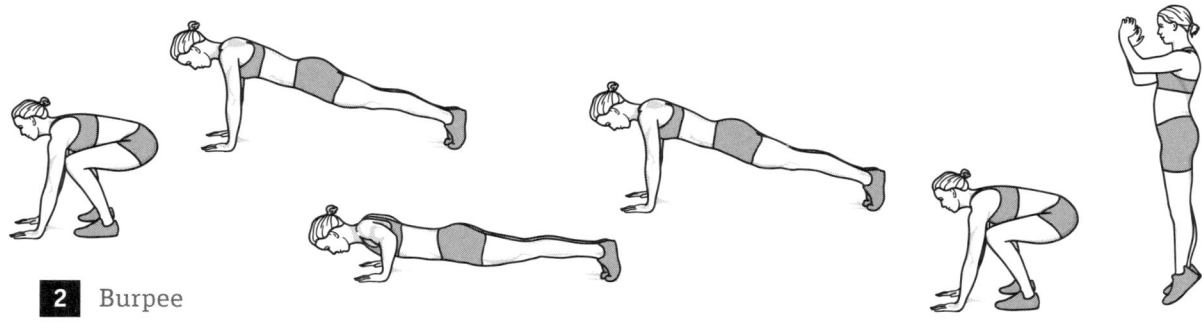

2 Burpee

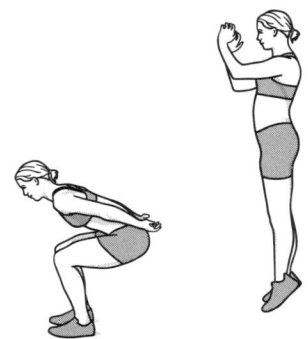 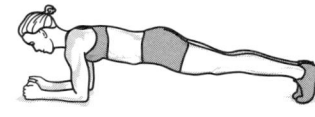

3 Kniebeugensprung   **4** Planke

DEINE 30-TAGE-CHALLENGE

Tag 20 Krafttraining für den ganzen Körper

Heute ist bereits Tag 20. Fast drei Wochen trainierst du schon auf deine Bikinifigur hin und kannst nun sicher Erfolge schon sichtbar wahrnehmen. Zum Abschluss dieser harten Trainingswoche mit gesteigertem Trainingsumfang erwartet dich ein Ganzkörperkrafttraining mit drei Trainingsrunden. Die Übungen kennst du bereits aus den vergangenen zwei Wochen. Hol noch mal alles aus dir raus! Morgen darfst du dich dann bei einem ruhigen Stretchingtag wieder erholen.

Workout
Dauer: 30 Minuten

- Warm-up 2 (Seite 55)
- 3 Runden; 60 Sekunden Belastung oder 15 Wiederholungen – 30 Sekunden Erholung
- Cool-down 2 (Seite 59)

	Übung	Belastungszeit/Wiederholungszahl	Pause	Seite
1	Kniebeugensprung	60 Sek.	30 Sek.	132
2	Liegestütz	15 Wdh.	30 Sek.	134
3	Ausfallschritt	15 Wdh. pro Seite	30 Sek.	133
4	Planke	60 Sek.	30 Sek.	133
5	Seitstütz mit angehobenem Bein	60 Sek. pro Seite	30 Sek.	134
6	Superman	60 Sek.	30 Sek.	135

Keine Angst vor Muskelbergen

An dieser Stelle gibt es Entwarnung! Du brauchst keine Angst vor zu viel Krafttraining zu haben. Erstens sehen definierte und straffe Muskeln einfach sexy aus und zweitens wirst du keine derart voluminösen Muskeln ansetzen, wie das bei Männern der Fall ist. Da machen dir allein schon deine weiblichen Gene einen Strich durch die Rechnung. Denn im Vergleich zu Männern haben Frauen zu wenig Testosteron und zu viel Östrogen im Blut, um übermäßig viel Muskelmasse aufzubauen.

TAG 20 – KRAFTTRAINING FÜR DEN GANZEN KÖRPER

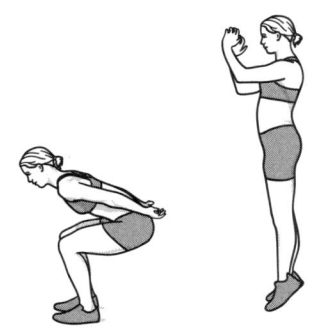 **1** Kniebeugensprung

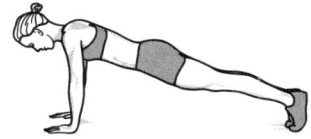 **2** Liegestütz

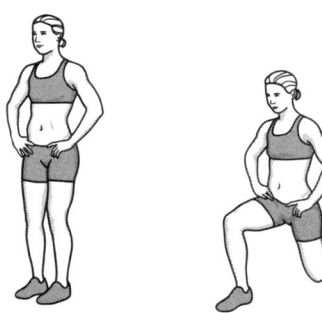 **3** Ausfallschritt

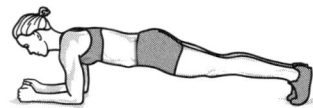 **4** Planke

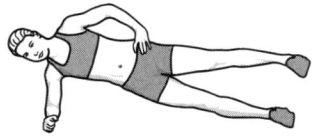 **5** Seitstütz mit angehobenem Bein

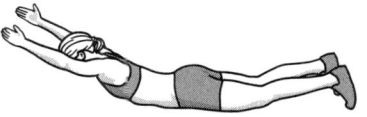 **6** Superman

DEINE 30-TAGE-CHALLENGE

Tag 21 Dehnübungen

Slow down! Nach drei Wochen hartem Training und viel Disziplin ist es wieder Zeit für einen kleinen Check-up. Wie hat sich dein Körper verändert, nicht nur auf der Waage, sondern auch optisch? Vielleicht spürst du, dass dir das ein oder andere Kleidungsstück, das vor der Challenge eng anlag, nun schon etwas besser passt.

Workout

Dauer: 30 Minuten

	Übung	Belastungszeit	Seite
1	Seitliche Rumpfdehnung	30 Sek. pro Seite	136
2	Brustmuskeldehnung	30 Sek.	136
3	Herabschauender Hund	30 Sek.	138
4	Schneidersitz mit Vorbeuge	30 Sek.	139
5	Hüftdehnung mit Rotation	30 Sek. pro Seite	138
6	Beinrückseite dehnen im Kniestand	30 Sek. pro Seite	138
7	Gesäßdehnung in Rückenlage	30 Sek. pro Seite	139
8	Liegende Rotation	30 Sek. pro Seite	139

Bodycheck und Wochenrückblick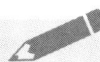

Drei Viertel der Challenge sind bereits vorbei. Heute ist es wieder Zeit für deinen Bodycheck. Trage in deine Gewichts- und Bodymaße-Dokumentation deine aktuellen Werte ein. Blicke auf die vergangene Woche zurück und beantworte die folgenden Fragen:

Welche Ziele der letzten Woche konnte ich erreichen?

_____

Was hat mir besonders Spaß gemacht?

_____

Was waren die tollsten Erfolgserlebnisse in der vergangenen Woche?

_____

TAG 21 – DEHNÜBUNGEN

Meine Ziele für die nächste Woche:

1. _____
2. _____
3. _____

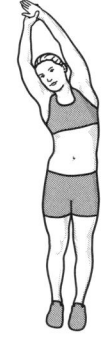
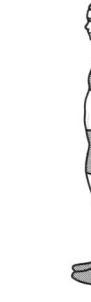
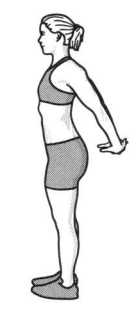
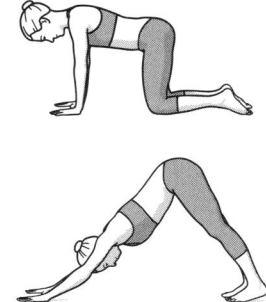

1 Seitliche Rumpfdehnung   **2** Brustmuskeldehnung   **3** Herabschauender Hund

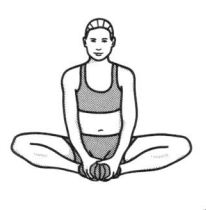
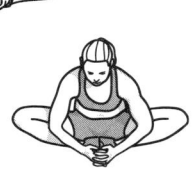
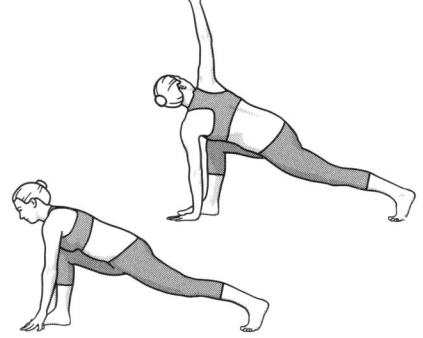
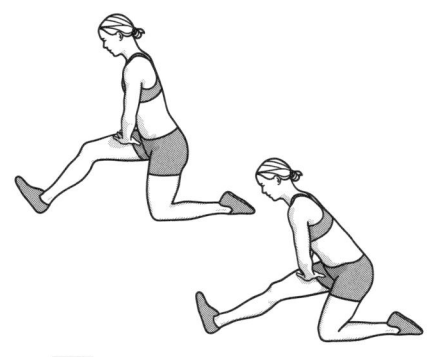

4 Schneidersitz mit Vorbeuge   **5** Hüftdehnung mit Rotation   **6** Beinrückseite dehnen im Kniestand

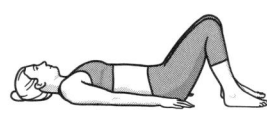
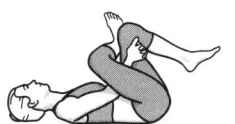
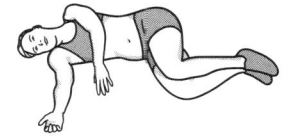
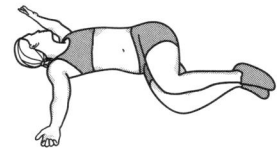

7 Gesäßdehnung in Rückenlage   **8** Liegende Rotation

DEINE 30-TAGE-CHALLENGE

Tag 22 Bauch intensiv

Endspurt! Die letzten Trainingstage liegen vor dir. Die Belastungszeit und die Workout-Runden bleiben wie in der letzten Woche. Gib diese Woche alles! Wenn du am Ende der Übungen noch Power hast, absolviere gern noch ein paar Extrawiederholungen oder bleibe noch ein paar Sekunden länger in der Planke. Dein Einsatz wird sich bezahlt machen!

Workout
Dauer: 45 Minuten

- Warm-up 3 (Seite 56)
- 3 Runden; 60 Sekunden Belastung – 30 oder 10 Wiederholungen – 30 Sekunden Erholung
- Cool-down 3 (Seite 60)

	Übung	Belastungszeit/Wiederholungszahl	Pause	Seite
1	Planke	60 Sek.	30 Sek.	124
2	Käfer	30 Wdh.	30 Sek.	124
3	Seitstütz	60 Sek. pro Seite	30 Sek.	124
4	Crunch	30 Wdh.	30 Sek.	125
5	Seitlicher Crunch	30 Wdh. pro Seite im Wechsel	30 Sek.	125
6	Beine heben und senken	10 Wdh.	30 Sek.	125

 Frühstück mal anders: Overnight Oats sind *der* Frühstückstrend! Sie sind nicht nur gesund und nahrhaft, sondern auch einfach und schnell vorbereitet. Du weichst am Abend vorher Getreideflocken deiner Wahl in einer Flüssigkeit im Verhältnis 1 : 3 ein. Als Flocken kannst du Haferflocken (gibt's auch glutenfrei), Hirse-, Dinkel-, Reis- oder Buchweizenflocken (ebenfalls glutenfrei) verwenden. Je nach Vorliebe nimmst du Milch, pflanzliche Alternativen wie Mandel-, Hafer-, Reis- oder Kokosdrink oder einfach nur Wasser. Schon am Morgen liefern die Flocken deinem Körper jede Menge komplexe Kohlenhydrate und sättigende Ballaststoffe sorgen für lang anhaltende Energie. Für mehr Geschmack reichere deine Overnight Oats mit Obst, Nüssen, Kokosflocken und vielem mehr an. Ein Rezept dazu findest du auf Seite 28.

TAG 22 – BAUCH INTENSIV

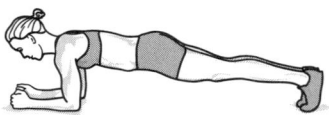

1 Planke

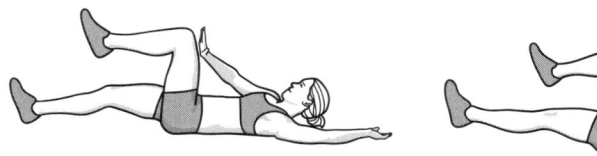

2 Käfer

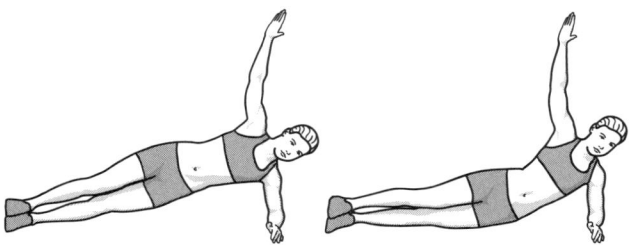

3 Seitstütz

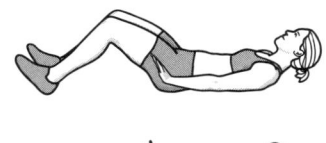
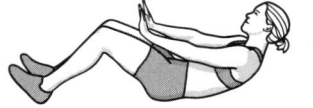

4 Crunch

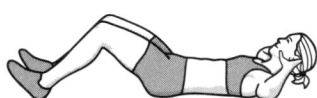
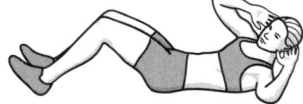

5 Seitlicher Crunch

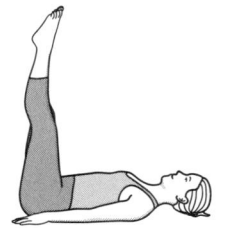
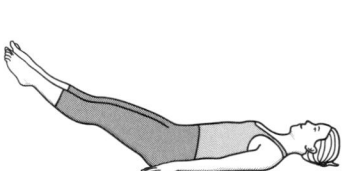

6 Beine heben und senken

DEINE 30-TAGE-CHALLENGE

Tag 23 HIIT

Auch heute gilt: Geh an deine Grenze! Du kennst das bereits aus der letzten Woche. Gib in der dritten Runde Vollgas! Habe immer vor Augen, dass bei einer längeren Trainingszeit unter voller Belastung auch mehr Kalorien verbrannt werden. So kommst du deiner Bikinifigur in großen Schritten immer näher.

Workout
Dauer: 45 Minuten

- Warm-up 1 (Seite 53)
- Übungen 1–3 für 2 Runden, Übungen 4–6 für 2 Runden, Übungen 7–9 für 2 Runden; 60 Sekunden Belastung – 60 Sekunden Erholung; danach 2 Minuten Pause, dann 5 Minuten Seilspringen oder strammes Gehen
- Cool-down 1 (Seite 58)

	Übung	Belastungszeit/Wiederholungszahl	Pause	Seite
	2 Runden, dazwischen 60 Sek. Pause			
1	Hampelmann	60 Sek.	60 Sek.	126
2	Bergsteiger	60 Sek.	60 Sek.	128
3	Kniebeuge	60 Sek.	60 Sek.	127
	2 Runden, dazwischen 60 Sek. Pause			
4	Burpee	60 Sek.	60 Sek.	127
5	Paddeln in Bauchlage	60 Sek.	60 Sek.	129
6	Brücke	60 Sek.	60 Sek.	129
	2 Runden, dazwischen 60 Sek. Pause			
7	Armschere in der Kniebeuge	60 Sek.	60 Sek.	128
8	Sprinten auf der Stelle	60 Sek.	60 Sek.	126
9	Zweipunktstütz	60 Sek. pro Seite	60 Sek.	128
	2 Min. Pause			
10	Seilspringen/strammes Gehen	5 Min.		126

TAG 23 – HIIT

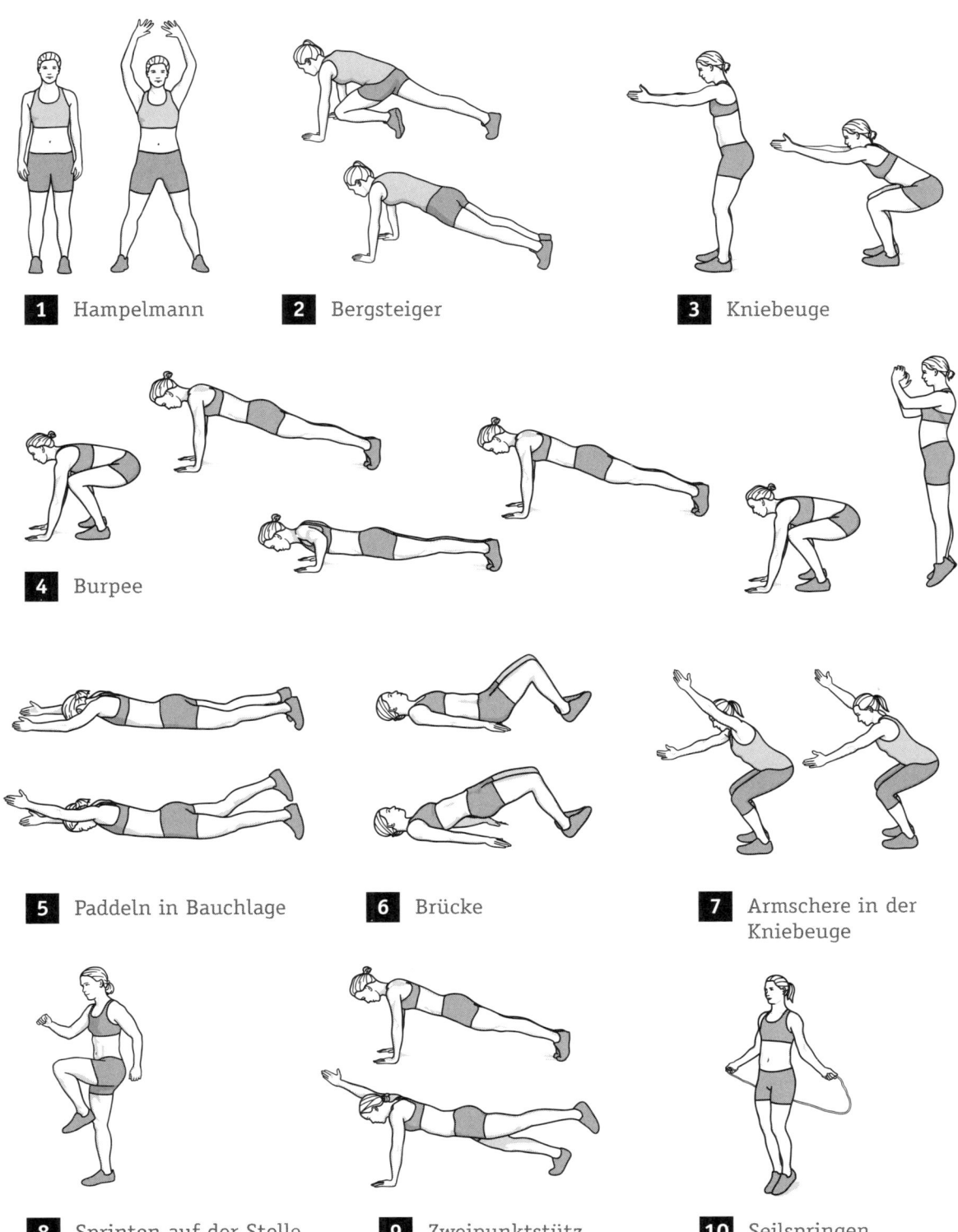

1 Hampelmann
2 Bergsteiger
3 Kniebeuge
4 Burpee
5 Paddeln in Bauchlage
6 Brücke
7 Armschere in der Kniebeuge
8 Sprinten auf der Stelle
9 Zweipunktstütz
10 Seilspringen

Tag 24 Krafttraining für den Unterkörper

Heute steht der letzte Leg Day an. Ein letztes Mal intensiv Bein- und Gesäßmuskulatur herausfordern. Es sind nur noch sieben Tage, die es durchzuhalten gilt.

Workout
Dauer: 45 Minuten

- Warm-up 1 (Seite 53)
- 3 Runden; 60 Sekunden Belastung oder 20 Wiederholungen – 30 Sekunden Erholung
- Cool-down 1 (Seite 58)

	Übung	Belastungszeit/ Wiederholungszahl	Pause	Seite
1	Beinheben im Vierfüßlerstand	20 Wdh. pro Seite	30 Sek.	131
2	Wandsitzen	60 Sek.	30 Sek.	130
3	Einbeiniges Beckenheben	20 Wdh. pro Seite	30 Sek.	131
4	Gleitender Ausfallschritt	20 Wdh. pro Seite	30 Sek.	130
5	Gleitender seitlicher Ausfallschritt	20 Wdh. pro Seite	30 Sek.	130
6	Kniebeugensprung	60 Sek.	30 Sek.	131

Leg Day muss sein!

Auch wenn es einer der anstrengendsten Trainingstage der Woche ist und dir die Auswirkungen des Treppenlaufens von Tag 11 noch gut in Erinnerung sind: Dieses Training für Beine und Po ist eines der effektivsten. Warum? Beine und Gesäß bilden mit rund 40 Prozent des gesamten Körpergewichts die größte Muskelgruppe deines Körpers. Ein ordentliches Beinworkout hilft, eine große Menge dieser Muskulatur aktiv arbeiten zu lassen, was deinen Grundumsatz und natürlich auch den Nachbrenneffekt in die Höhe schnellen lässt.

TAG 24 – KRAFTTRAINING FÜR DEN UNTERKÖRPER

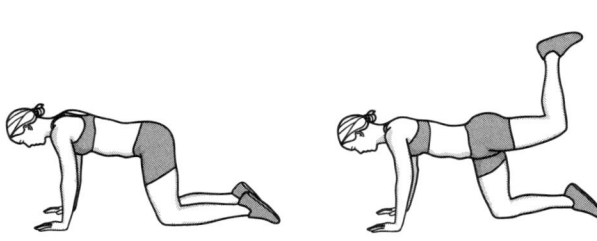
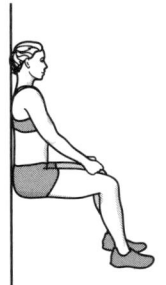

1 Beinheben im Vierfüßlerstand

2 Wandsitzen

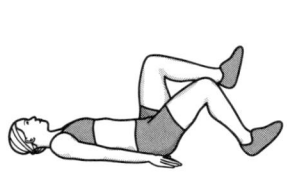
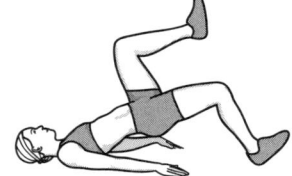

3 Einbeiniges Beckenheben

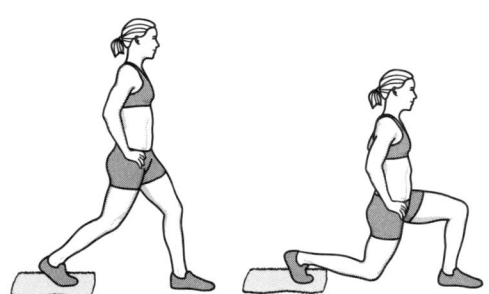
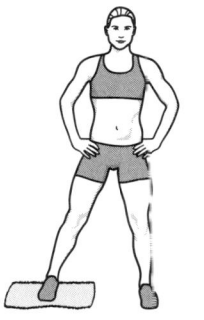

4 Gleitender Ausfallschritt

5 Gleitender seitlicher Ausfallschritt

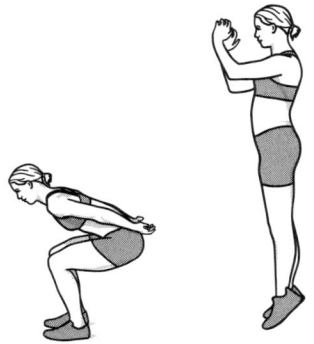

6 Kniebeugensprung

DEINE 30-TAGE-CHALLENGE

Tag 25 Tageschallenge »Fasten«

Heute geht es um eine mentale Herausforderung. Zum Ende deiner Bikini-Challenge steht ein kompletter Fastentag an, also ein Tag ohne feste Nahrungszufuhr. So sparst du in der letzten Woche noch mal zahlreiche Kalorien, regst deinen Fettstoffwechsel an, entschlackst und entgiftest obendrein deinen Körper. Um diesen entgiftenden Fasteneffekt zu unterstützen, absolvierst du am Morgen ein paar Yogaübungen und hältst dich mittags mit einem Spaziergang in Bewegung.

Der Tagesplan

Bis auf Wasser, Tee und Gemüsebrühe sind heute keine anderen Lebensmittel erlaubt! Lies in Kapitel 1 ab Seite 15 noch mal die positiven Effekte des Fastens nach und wie du auch langfristig einzelne Fastentage oder Fastenphasen in deinen Alltag integrieren kannst.

Morgens
- Trinke ein Glas lauwarmes Wasser mit etwas frisch gepresstem Zitronensaft.
- Absolviere deine Yogaeinheit.

Mittags
- Trinke reichlich Wasser und Gemüsesaft. Von Obstsaft ist nur ein kleines Glas erlaubt wegen des hohen Fruchtzuckergehalts. Am besten wäre es, du lässt ihn ganz weg.
- Bewege dich in der Natur. Gehe zügig spazieren, jogge entspannt oder drehe eine Runde mit dem Fahrrad.

Abends
- Trinke weiterhin reichlich.
- Nimm ein Basenbad oder schwitze in der Sauna. Beides unterstützt den Körper, um Schlacken und Gifte loszuwerden.
- Gehe früh schlafen.

Yoga
Dauer: 20 Minuten

	Übung	Belastungszeit/ Wiederholungszahl	Seite
1	Atmen	5 Min.	140
2	Schwingender Schneidersitz	10 Wdh. pro Seite	140
3	Drehsitz	60 Sek. pro Seite halten	140
4	Katze und Kuh	10 Wdh.	141
5	Elefant durchs Nadelöhr	10 Wdh. pro Seite	141
6	Herabschauender Hund	60 Sek. halten	142
7	Stehende Grätsche	60 Sek. halten	142
8	Happy Child	60 Sek. halten	142

TAG 25 – TAGESCHALLENGE »FASTEN«

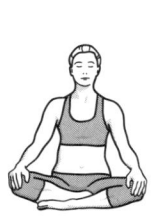 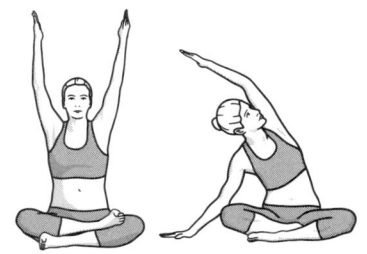 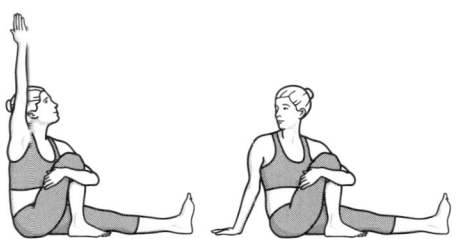

1 Atmen   **2** Schwingender Schneidersitz   **3** Drehsitz

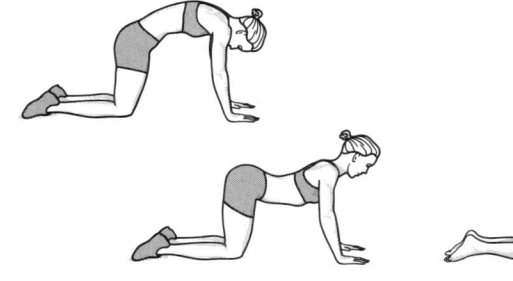 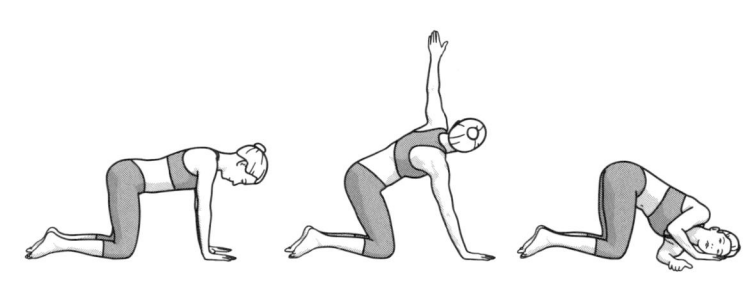

4 Katze und Kuh   **5** Elefant durchs Nadelöhr

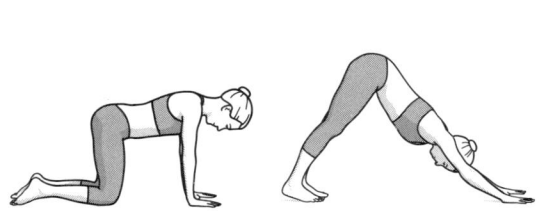 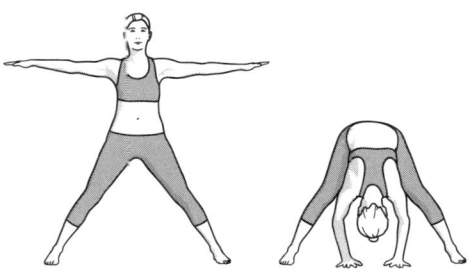

6 Herabschauender Hund   **7** Stehende Grätsche

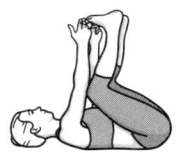

8 Happy Child

DEINE 30-TAGE-CHALLENGE

Tag 26 Bauch intensiv mit HIIT

An diesem Tag kombinieren wir zwei Einheiten miteinander: eine knackige Krafttrainingseinheit für deine Körpermitte und ein kurzes HIIT, um deine Fettverbrennung massiv herauszufordern. Du merkst, es geht dem Ende der Challenge entgegen. Hättest du am Anfang gedacht, dass du so ein intensives Trainingsprogramm durchhalten würdest? Mit der richtigen Motivation und Vorbereitung ist auch das für dich kein Problem mehr.

Workouts

Dauer: 20 Minuten

- Warm-up 2 (Seite 55)
- 2 Runden Bauch intensiv; 60 Sekunden Belastung oder 30 Wiederholungen – 90 Sekunden Erholung
- 2 Runden HIIT; 60 Sekunden Belastung – 30 oder 10 Wiederholungen – 90 Sekunden Erholung
- Cool-down 2 (Seite 59)

	Bauch intensiv			
	Übung	Belastungszeit/ Wiederholungszahl	Pause	Seite
1	Planke	60 Sek.	30 Sek.	124
2	Käfer	30 Wdh.	30 Sek.	124
3	Seitstütz	60 Sek. pro Seite	30 Sek.	124
4	Crunch	30 Wdh.	30 Sek.	125
5	Seitlicher Crunch	30 Wdh. pro Seite im Wechsel	30 Sek.	125
6	Beine heben und senken	10 Wdh.	30 Sek.	125

	HIIT-Workout			
	Übung	Belastungszeit/ Wiederholungszahl	Pause	Seite
1	Bergsteiger	60 Sek.	90 Sek.	128
2	Kniebeugensprung	60 Sek.	90 Sek.	131
3	Burpee	60 Sek.	90 Sek.	127

TAG 26 – BAUCH INTENSIV MIT HIIT

Bauch intensiv

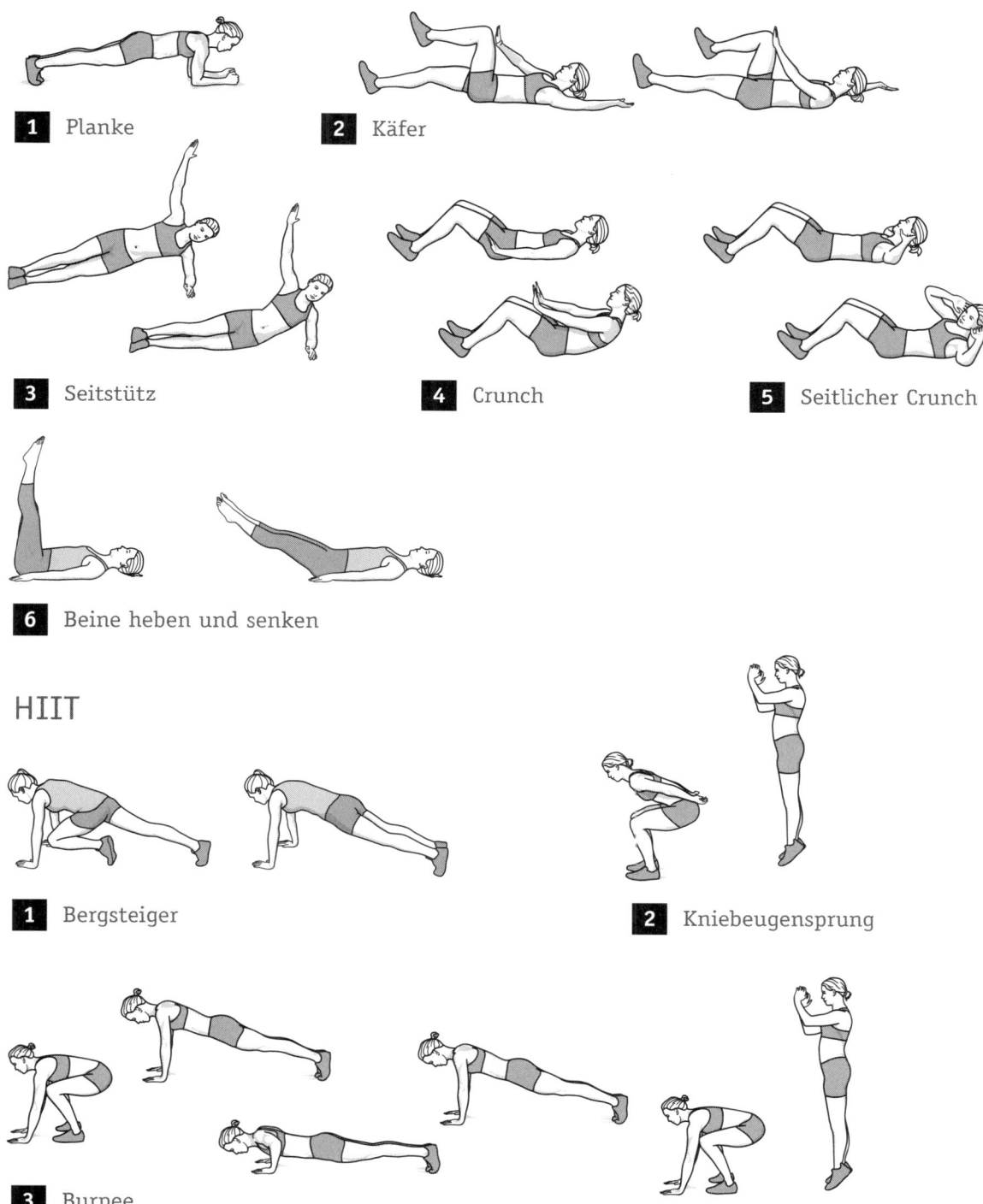

1. Planke
2. Käfer
3. Seitstütz
4. Crunch
5. Seitlicher Crunch
6. Beine heben und senken

HIIT

1. Bergsteiger
2. Kniebeugensprung
3. Burpee

Tag 27 – Krafttraining für den ganzen Körper

Du bist deinem Ziel ganz nah. Heute steht noch mal ein Krafttraining für den gesamten Körper auf dem Programm. Sicher spürst du schon deutliche Unterschiede zu deinem ersten Ganzkörperkrafttraining. Krafttraining ist das A und O, um deine neue (Bikini-)Figur auch langfristig zu halten. Die Basis ist gelegt – jetzt heißt es dranbleiben!

Workout

Dauer: 45 Minuten

- Warm-up 3 (Seite 56)
- 3 Runden; 60 Sekunden Belastung oder 15 Wiederholungen – 30 Sekunden Erholung
- Cool-down 3 (Seite 60)

	Übung	Belastungszeit/Wiederholungszahl	Pause	Seite
1	Kniebeugensprung	60 Sek.	30 Sek.	132
2	Liegestütz	15 Wdh.	30 Sek.	134
3	Ausfallschritt	15 Wdh. pro Seite	30 Sek.	133
4	Planke	60 Sek.	30 Sek.	133
5	Seitstütz mit angehobenem Bein	60 Sek. pro Seite	30 Sek.	134
6	Superman	60 Sek.	30 Sek.	135

Essen wie die Sportler: Ein saftiges Steak ist der Inbegriff der Sportlerküche. Rindfleisch zählt zu den besten Eiweißlieferanten und wird daher besonders von Kraftsportlern geschätzt. Das Eiweiß ist besonders hochwertig, denn: Aus 100 Gramm Rindfleischeiweiß können 92 Gramm Körpereiweiß gebildet werden. Neben Eiern (hundertprozentige Eiweißverwertung) gibt es kaum ein Lebensmittel, aus dem der Körper so viel Eiweiß aus der aufgenommenen Menge verwerten kann. Also, warum heute nicht mal Rindersteak auf Salatbett (Seite 40) auf den Speiseplan nehmen.

TAG 27 – KRAFTTRAINING FÜR DEN GANZEN KÖRPER

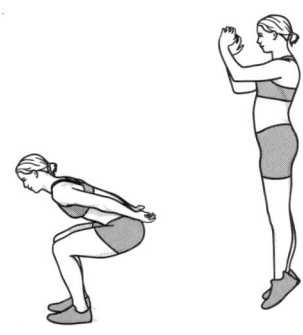

1 Kniebeugensprung

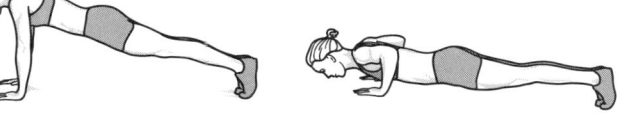

2 Liegestütz

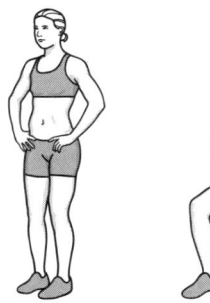

3 Ausfallschritt

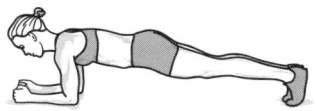

4 Planke

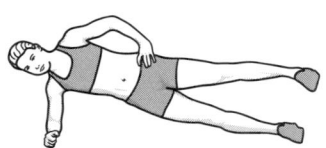

5 Seitstütz mit angehobenem Bein

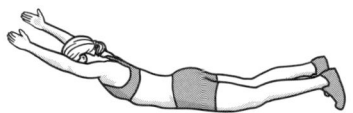

6 Superman

DEINE 30-TAGE-CHALLENGE

Tag 28 Dehnübungen

Die letzten Tage waren intensiv. Damit du die letzten zwei Trainingstage der Challenge durchpowern kannst, gönnst du dir heute einen Tag Erholung. Vielleicht findest du auch Zeit für einen kurzen Rückblick auf die vergangenen vier Wochen. Du hast viel geschwitzt und gekämpft, dich sicherlich oft überwinden müssen. Aber hier und heute kannst du stolz auf deine bisherige Leistung sein und deinen »Ruhetag« in vollen Zügen genießen.

Workout
Dauer: 30 Minuten

	Übung	Belastungszeit	Seite
1	Seitliche Rumpfdehnung	30 Sek. pro Seite	136
2	Brustmuskeldehnung	30 Sek.	136
3	Herabschauender Hund	30 Sek.	138
4	Schneidersitz mit Vorbeuge	30 Sek.	139
5	Hüftdehnung mit Rotation	30 Sek. pro Seite	138
6	Gesäßdehnung in Rückenlage	30 Sek. pro Seite	139
7	Liegende Rotation	30 Sek. pro Seite	139

Bodycheck und Wochenrückblick

Blicke wieder auf die vergangene Woche zurück und beantworte ein letztes Mal die folgenden Fragen:

Welche Ziele der letzten Woche konnte ich erreichen?
_____

Was hat besonders Spaß gemacht? Was waren die tollsten Erfolgserlebnisse der vergangenen Woche?
_____

Meine Ziele für die nächste Woche:
1. _____
2. _____
3. _____

TAG 28 – DEHNÜBUNGEN

 Sanftes Fasten: Wie wäre es mit einem moderaten Fastentag, an dem nicht alles vom Speiseplan gestrichen wird? Verzichte auf feste Nahrung. Smoothies und Suppen sind erlaubt. Schlag in Kapitel 2 ab Seite 48 nach und hole dir Ideen für leckere Rezepte mit der Extraportion Gemüse und ein klein wenig Obst.

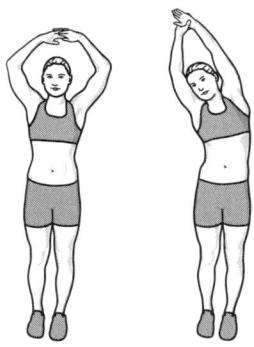

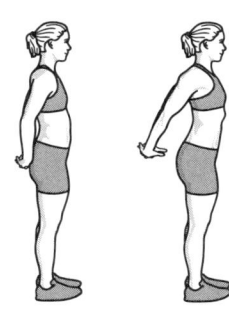

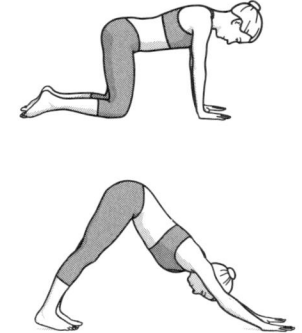

1 Seitliche Rumpfdehnung   **2** Brustmuskeldehnung   **3** Herabschauender Hund

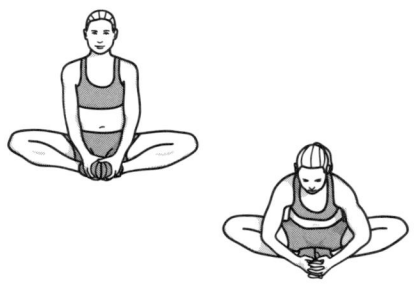

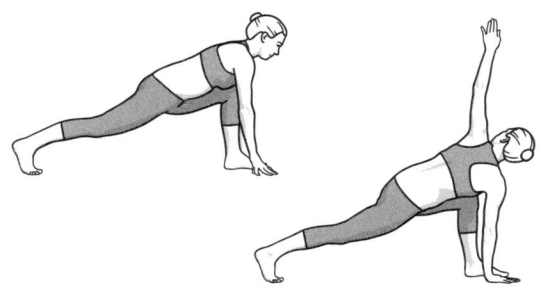

4 Schneidersitz mit Vorbeuge   **5** Hüftdehnung mit Rotation

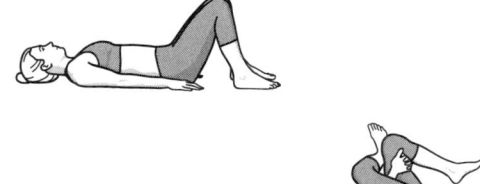

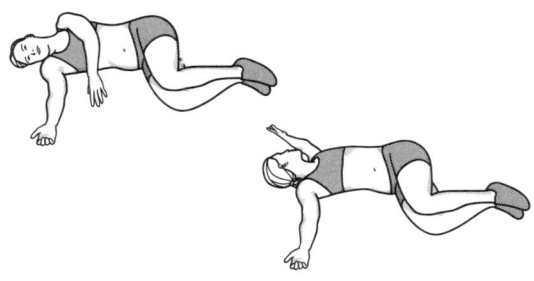

6 Gesäßdehnung in Rückenlage   **7** Liegende Rotation

DEINE 30-TAGE-CHALLENGE

Tag 29 HIIT

Wahnsinn! Die Zeit vergeht wie im Flug. Jetzt sind es nur noch zwei Tage – leider, denn du fühlst dich sicher um einiges fitter als zu Beginn dieses Wettkampfs um eine top Bikinifigur. Auch wenn die Challenge morgen zu Ende ist, hast du sicher schon Pläne geschmiedet, wie es für dich sportlich weitergeht. Bleibe motiviert und setze deine Vorhaben in die Tat um!

Workout
Dauer: 60 Minuten

- Warm-up 1 (Seite 53)
- Übungen 1–3 für 3 Runden, Übungen 4–6 für 3 Runden, Übungen 7–9 für 3 Runden; 60 Sekunden Belastung – 60 Sekunden Erholung; danach 2 Minuten Pause, dann 5 Minuten Seilspringen oder strammes Gehen
- Cool-down 1 (Seite 58)

	Übung	Belastungszeit/Wiederholungszahl	Pause	Seite
	2 Runden, dazwischen 60 Sek. Pause			
1	Hampelmann	60 Sek.	60 Sek.	126
2	Bergsteiger	60 Sek.	60 Sek.	128
3	Ausfallschritt	60 Sek.	60 Sek.	133
	2 Runden, dazwischen 60 Sek. Pause			
4	Kniebeugensprung	60 Sek.	60 Sek.	131
5	Paddeln in Bauchlage	60 Sek.	60 Sek.	129
6	Brücke	60 Sek.	60 Sek.	129
	2 Runden, dazwischen 60 Sek. Pause			
7	Armschere in der Kniebeuge	60 Sek.	60 Sek.	128
8	Sprinten auf der Stelle	60 Sek.	60 Sek.	126
9	Zweipunktstütz	60 Sek. pro Seite	60 Sek.	128
	2 Min. Pause			
10	Seilspringen/strammes Gehen	5 Min.		126

TAG 29 – HIIT

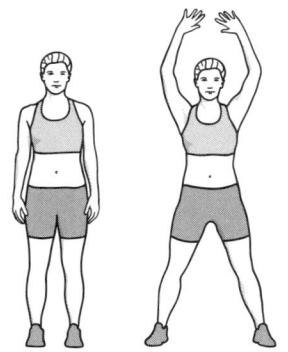

1 Hampelmann

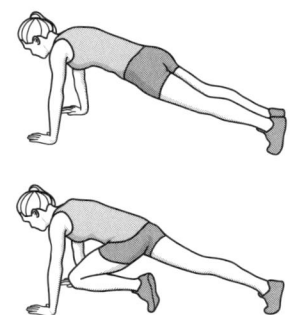

2 Bergsteiger

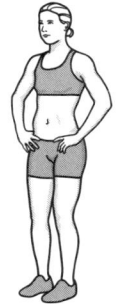

3 Ausfallschritt

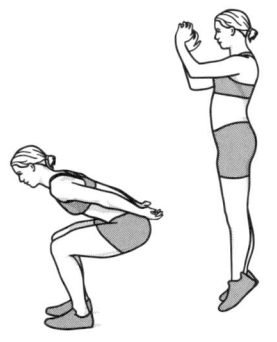

4 Kniebeugensprung

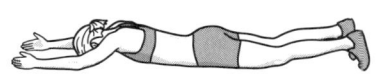
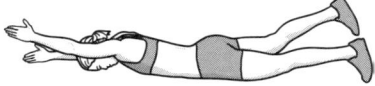

5 Paddeln in Bauchlage

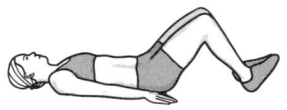
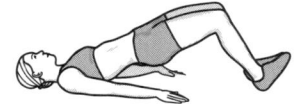

6 Brücke

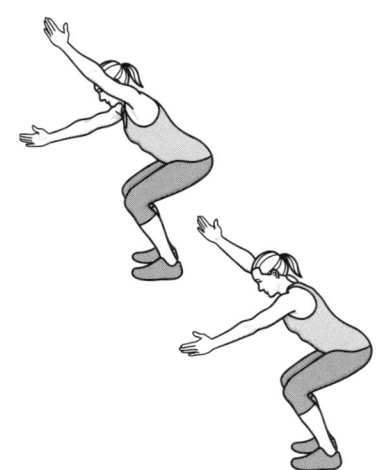

7 Armschere in der Kniebeuge

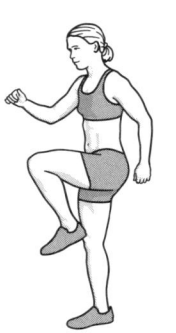

8 Sprinten auf der Stelle

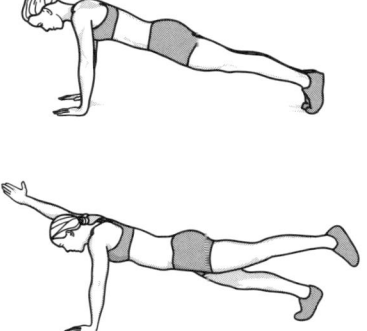

9 Zweipunktstütz

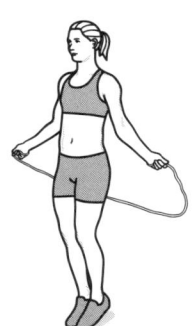

10 Seilspringen

DEINE 30-TAGE-CHALLENGE

Tag 30 Bauch intensiv

Tag 30 der Bikini-Challenge ist erreicht. Du hast es geschafft und kannst sehr stolz auf dich sein! Heute absolvierst du deine letzte Trainingseinheit. Du bist fit, gut in Form und im letzten Monat immer wieder über dich hinausgewachsen. Zeit für die Belohnung! Heute steht der letzte Bodycheck an. Sei stolz auf das, was du erreicht hast, und nimm daraus die Motivation weiterzutrainieren.

Workout
Dauer: 45 Minuten

- Warm-up 2 (Seite 55)
- 3 Runden; 60 Sekunden Belastung – 30 oder 10 Wiederholungen – 30 Sekunden Erholung
- Cool-down 2 (Seite 59)

	Übung	Belastungszeit/ Wiederholungszahl	Pause	Seite
1	Planke	60 Sek.	30 Sek.	124
2	Käfer	30 Wdh.	30 Sek.	124
3	Seitstütz	60 Sek. pro Seite	30 Sek.	124
4	Crunch	30 Wdh.	30 Sek.	125
5	Seitlicher Crunch	30 Wdh. pro Seite im Wechsel	30 Sek.	125
6	Beine heben und senken	10 Wdh.	30 Sek.	125

Fordere deine Fitness heraus
Welche Tageschallenge hat dich am stärksten herausgefordert? Blättere noch einmal zurück und überlege, für welche Herausforderung du am meisten kämpfen musstest. Wiederhole genau diese Challenge heute, an deinem letzten Tag. Deine Fitness und Form hat sich verbessert und du wirst spüren, dass es dir jetzt viel leichter fallen wird.

Bodycheck
Trage für diese Challenge ein letztes Mal in deine Gewichts- und Bodymaße-Dokumentation deine aktuellen Werte ein. Vergleiche sie mit dem ersten Eintrag an Tag 7. Du wirst erstaunt sein, was sich alles getan hat!

TAG 30 – BAUCH INTENSIV

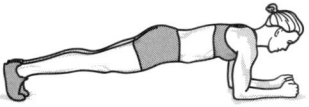

1 Planke

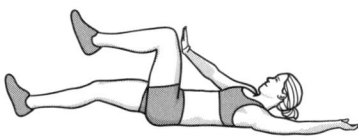 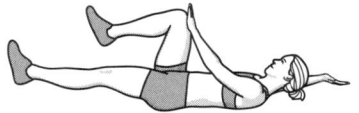

2 Käfer

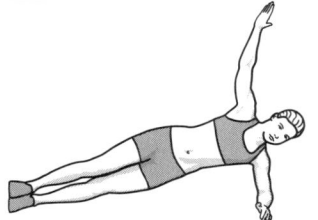 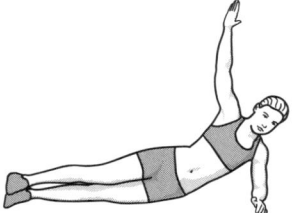

3 Seitstütz

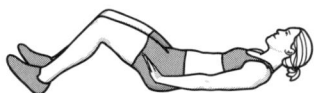 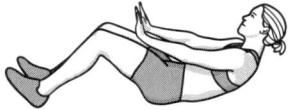

4 Crunch

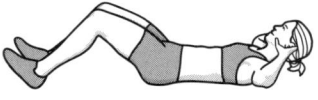 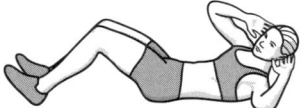

5 Seitlicher Crunch

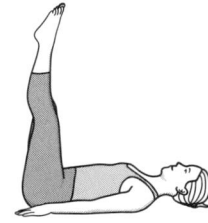 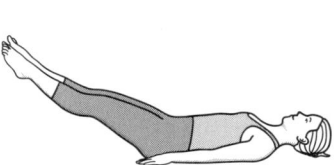

6 Beine heben und senken

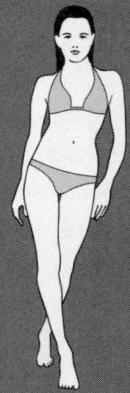

Die Übungen im Überblick

Hier findest du alle Übungen aus den täglichen Workout-Plänen ausführlich beschrieben. Damit du schnell einen Überblick hast, sind die Übungen thematisch nach den sechs Trainingsplänen geordnet: Bauch intensiv, HIIT, Krafttraining für die Beine, Krafttraining für den ganzen Körper, Dehnübungen und Yoga. Hier findest du das ultimative Rundumpaket an Übungen für deine Bikinifigur.

DIE ÜBUNGEN IM ÜBERBLICK

Bauch intensiv

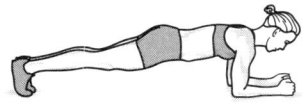

Planke
Einen Unterarmstütz einnehmen. Die Ellenbogen befinden sich dabei unter den Schultern. Das Becken bildet eine Linie zwischen Oberkörper und Oberschenkel. Die Wirbelsäule behält durch Anspannen der Rumpfmuskulatur ihre normale physiologische Krümmung bei. Diese Position halten.

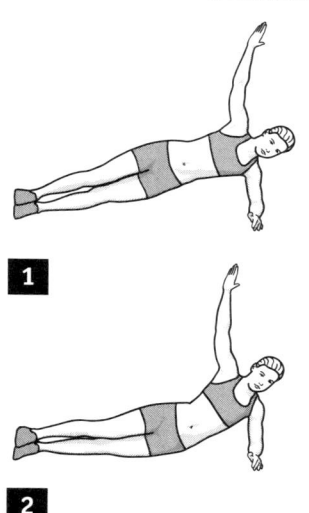

Seitstütz
1. Einen gestreckten Seitstütz mit übereinanderliegenden Beinen einnehmen und auf dem Unterarm abstützen. Der Ellenbogen ist direkt unter der Schulter. Den freien Arm senkrecht nach oben strecken. Den Rumpf auf Spannung halten, sodass sich das Becken in einer Linie mit Oberschenkeln und Oberkörper befindet.
2. Das Becken in einer dynamischen fließenden Bewegung bis kurz vor Bodenkontakt absenken und wieder anheben.

TIPP: Um die Intensität zu verringern, kannst du die Knie anwinkeln und ablegen. Die Knie befinden sich etwa im rechten Winkel. Oberschenkel und Oberkörper sind dabei in einer Linie.

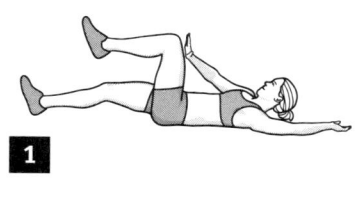
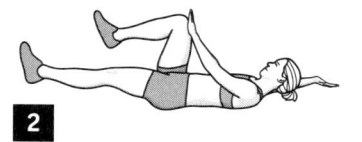

Käfer
1. Die Rückenlage einnehmen. Ein Bein strecken und das andere anwinkeln. Auf der Seite des gestreckten Beins den Arm nach vorn strecken. Auf der gegenüberliegenden Seite den Arm nach hinten über den Kopf strecken. Arme und Beine befinden sich jeweils vom Boden abgehoben. Den Kopf anheben und das Kinn in Richtung Brustbein ziehen.
2. In einer fließenden Bewegung gleichzeitig die Arm- und Beinstellung wechseln.

Crunch

1. Die Rückenlage einnehmen. Die Fersen auf dem Boden aufstellen, sodass sich die Knie etwa im rechten Winkel befinden. Die Arme seitlich am Körper vom Boden angehoben halten. Die Handflächen zeigen dabei nach vorn. Den Kopf etwas anheben. Das Kinn dabei in Richtung Brustbein ziehen.
2. Mit den Händen eine gedachte Wand nach vorn wegschieben. Dabei Wirbel für Wirbel nach oben aufrollen. Danach wieder langsam in die Ausgangsposition abrollen.

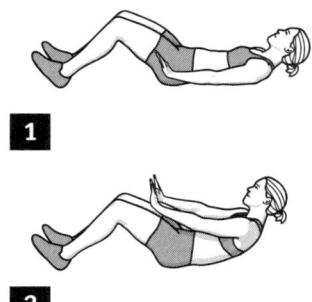

Seitlicher Crunch

1. Die Rückenlage einnehmen. Die Fersen auf dem Boden aufstellen, sodass sich die Knie etwa im rechten Winkel befinden. Die Fingerspitzen an den Hinterkopf anlegen. Den Kopf etwas anheben. Das Kinn dabei in Richtung Brustbein ziehen.
2. Den Oberkörper leicht vom Boden anheben und den Ellenbogen zum gegenüberliegenden Knie führen. Dabei die Schulter mitdrehen. Wieder absenken und in einem fließenden Wechsel den anderen Ellenbogen zur anderen Seite führen.

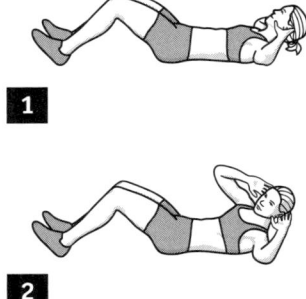

Beine heben und senken

1. Die Rückenlage einnehmen und die Beine senkrecht nach oben strecken. Der Kopf ist abgelegt, die Arme liegen seitlich eng am Oberkörper auf dem Boden.
2. Mit Rumpfspannung die Beine langsam nach unten bis kurz vor Bodenkontakt absenken. Danach wieder anheben.

TIPP: Die Beine bereits früher wieder anzuheben oder die Knie leicht anzuwinkeln, sind zu Beginn der Challenge gute Möglichkeiten, die Übung etwas zu erleichtern.

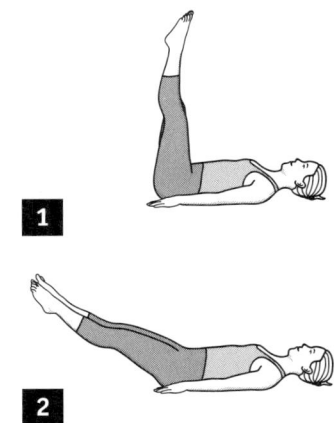

DIE ÜBUNGEN IM ÜBERBLICK

HIIT

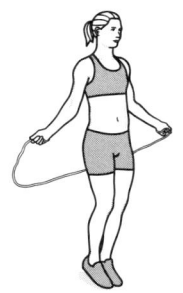

Seilspringen

Einen aufrechten, hüftbreiten Stand einnehmen. Das Seil greifen und die Hände mit etwas Abstand vom Körper weghalten. Kleine Sprünge ausführen. Das sanfte Federn erfolgt über die Fußspitzen. Mit den Armen synchron zum Springen Schwung nehmen.

TIPP: Hast du kein Sprungseil zur Hand, ahme das Seilspringen einfach nach, indem du die Hände zu leichten Fäusten ballst und die Bewegung so ausführst, als hättest du das Seil in den Händen.

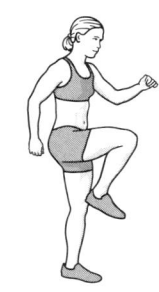

Sprinten auf der Stelle

Auf der Stelle zügig gehen oder sprinten. Dabei eine aufrechte Körperhaltung beibehalten. Die Arme gegengleich mitnehmen. Die Knie gern auch bis Hüfthöhe nach oben ziehen.

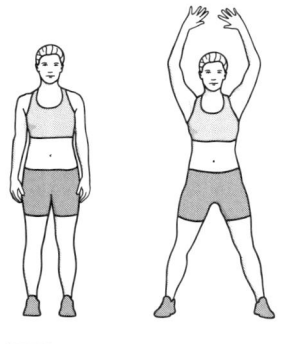

Hampelmann

1. Einen aufrechten, hüftbreiten Stand einnehmen. Die Arme sind angelegt.
2. Mit einem Sprung in einen mehr als schulterbreiten Stand springen. Dabei die Hände über dem Kopf zusammenführen. Danach wieder zurück in die Ausgangsposition springen.

Burpee

1. In die Hocke gehen, dabei das Gesäß nach hinten und unten schieben. Die Hände schulterbreit auf dem Boden aufsetzen.
2. Mit einem Sprung die Füße nach hinten setzen und eine Stützposition einnehmen.
3. Einen Liegestütz ausführen, indem die Ellenbogen gebeugt werden und der Körper möglichst tief abgesenkt wird. Die Oberarme bleiben eng am Körper. Danach wieder nach oben drücken.
4. Mit den Füßen nach vorn in die Hocke zurückspringen.
5. In den hüftbreiten Stand aufrichten.
6. Mit einem Strecksprung explosiv nach oben springen und wieder im hüftbreiten Stand landen.

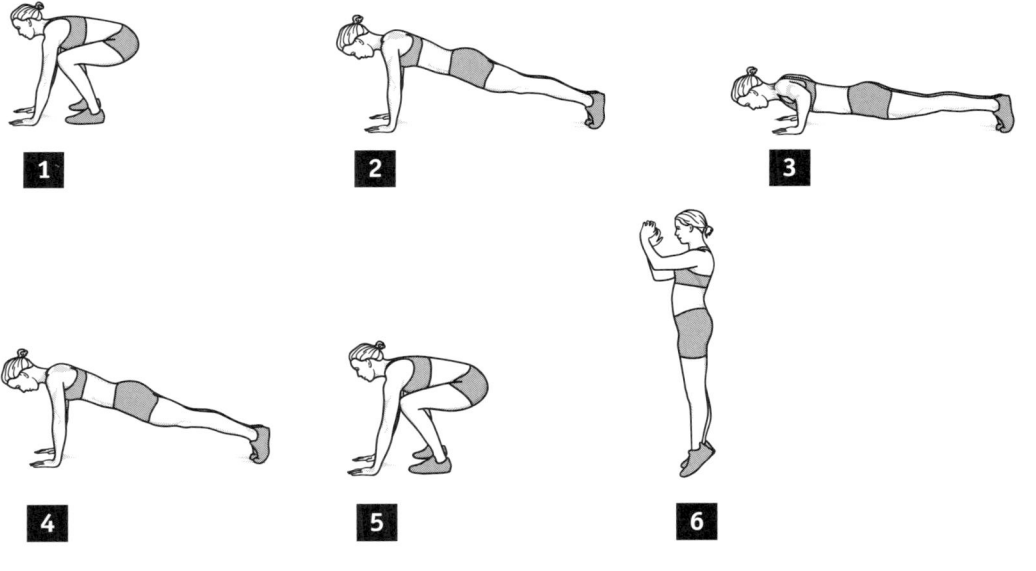

Kniebeuge

1. Einen schulterbreiten Stand einnehmen. Die Fußspitzen zeigen nach vorn.
2. Die Knie beugen und das Gesäß nach hinten unten schieben. Die Knie bleiben dabei über dem Mittelfuß. Danach wieder in den Stand aufrichten.

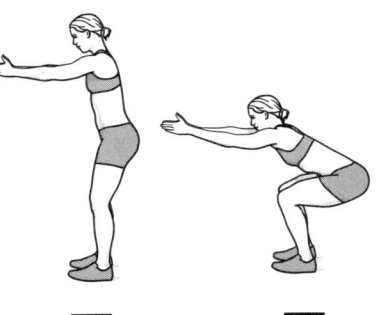

DIE ÜBUNGEN IM ÜBERBLICK

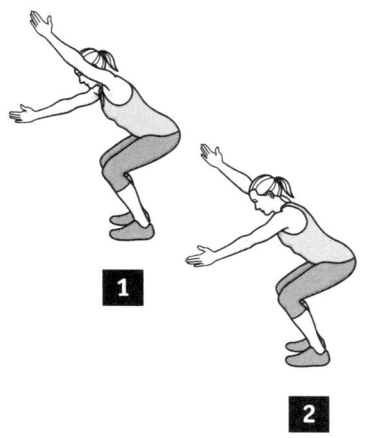

Armschere in der Kniebeuge

1. Die Kniebeugenposition einnehmen. Die Fußspitzen zeigen nach vorn. Die Knie sind über dem Mittelfuß ausgerichtet. Der Rücken ist gestreckt. Beide Arme nach vorn strecken, dabei einen Arm in Verlängerung des Oberkörpers nach oben, den anderen auf Schulterhöhe nach vorn strecken.
2. Abwechselnd den rechten und linken Arm nach oben anheben. Die Daumen zeigen dabei nach oben.

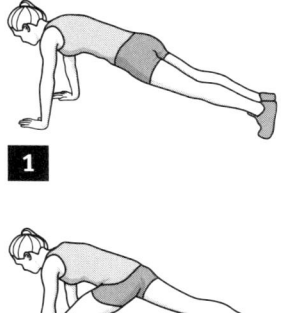

Bergsteiger

1. Eine Stützposition einnehmen. Die Hände befinden sich direkt unter den Schultern. Sprung-, Knie-, Hüft- und Schultergelenk sind in einer Linie.
2. Im Wechsel das rechte und linke Knie in Richtung Brustkorb ziehen.

TIPP: Wenn du mit einem Wechselsprung die Seite wechselst, kannst du die Intensität der Übung erhöhen.

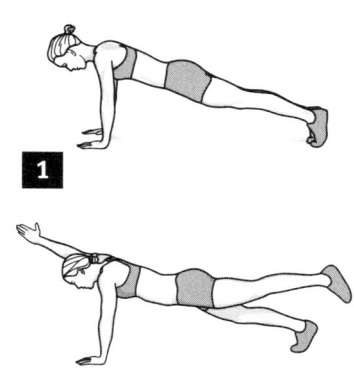

Zweipunktstütz

1. Eine Stützposition mit schulterbreit geöffneten Händen und Füßen einnehmen. Das Becken befindet sich in einer Linie zwischen Oberkörper und Oberschenkeln.
2. Über die Diagonale einen Arm und ein Bein gestreckt vom Boden anheben. Die Position halten und danach die Seiten wechseln.

Paddeln in Bauchlage

1. Die Bauchlage mit über den Kopf gestreckten Armen einnehmen.
2. Abwechselnd den Arm und das gegenüberliegende Bein anheben. Während der kompletten Bewegungsausführung bleiben Arme und Beine vom Boden angehoben.

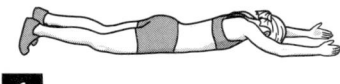
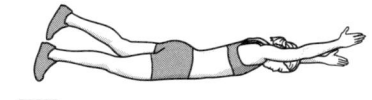

Brücke

1. Die Rückenlage mit aufgestellten Füßen einnehmen. Die Knie befinden sich etwa im rechten Winkel.
2. Das Becken durch die Kraft der Gesäßmuskulatur nach oben schieben. Danach bis kurz vor Bodenkontakt wieder absenken.

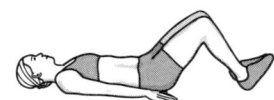
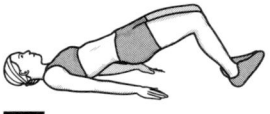

DIE ÜBUNGEN IM ÜBERBLICK

Krafttraining für den Unterkörper

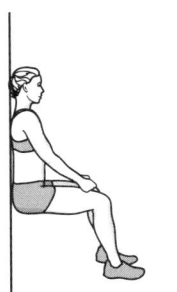

Wandsitzen
Mit dem Rücken gegen eine Wand lehnen und eine sitzende Position einnehmen, bei der sich die Oberschenkel in der Waagerechten und die Knie im rechten Winkel befinden. Die Arme vor dem Brustkorb verschränken oder die Hände locker auf den Oberschenkeln ablegen. Die Position halten.

TIPP: Sobald du das Gefühl hast, dass du die Übung nicht mehr korrekt halten kannst, stütze dich mit den Händen auf den Oberschenkeln ab. So nimmst du etwas Belastung heraus.

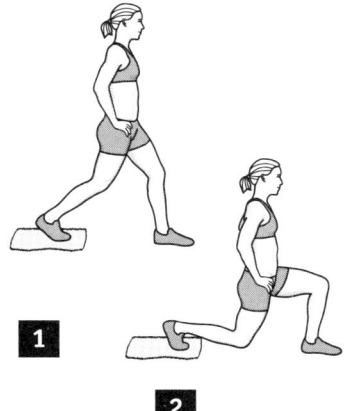

Gleitender Ausfallschritt
1. Einen Ausfallschritt einnehmen. Dabei befinden sich die Fußspitzen des hinteren Fußes auf einem Handtuch. Beide Fußspitzen zeigen nach vorn.
2. Das hintere Knie bis kurz vor Bodenkontakt absenken. Dabei gleitet der hintere Fuß auf dem Handtuch weiter nach hinten. Das vordere Knie bleibt über dem Mittelfuß ausgerichtet. Danach wieder zurück in die Ausgangsposition aufrichten.

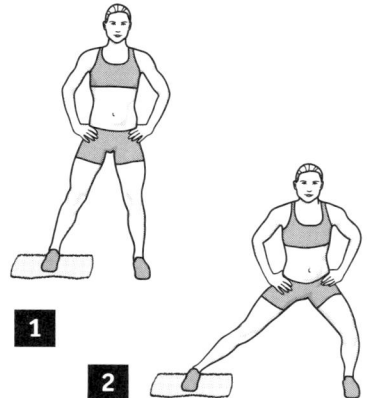

Gleitender seitlicher Ausfallschritt
1. Einen aufrechten, hüftbreiten Stand einnehmen, dabei einen Fuß auf ein kleines Handtuch setzen. Die Hände an die Hüften legen.
2. Mit dem Fuß, der sich auf dem Handtuch befindet, zur Seite gleiten. Das Knie des Standbeins beugen und dadurch das Gesäß nach hinten unten schieben. Der Rücken bleibt gestreckt. Danach wieder in die Ausgangsposition aufrichten.

KRAFTTRAINING FÜR DEN UNTERKÖRPER

Kniebeugensprung

1. Die tiefe Kniebeugenposition einnehmen, die Arme nach hinten strecken und eng am Körper halten. Der Rücken ist gestreckt, der Blick schräg nach vorn zum Boden gerichtet.
2. Aus dieser Position einen Strecksprung ausführen und dabei die Arme mit nach oben nehmen. Sofort wieder in der tiefen Kniebeugenposition landen.

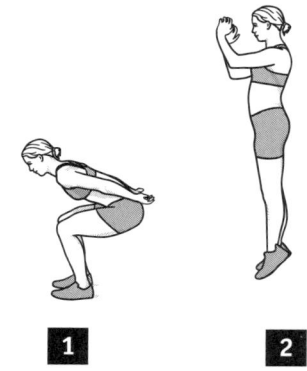

Beinheben im Vierfüßlerstand

1. Den Vierfüßlerstand einnehmen. Die Hände sind unter den Schultern, die Knie unter den Hüften. Die Fußrücken liegen flach auf dem Boden auf. Der Blick ist zum Boden gerichtet.
2. Einen Fuß vom Boden anheben und durch bewusstes Aktivieren der Gesäßmuskulatur nach oben führen. Den rechten Winkel im Knie beibehalten. Am höchsten Punkt bildet der Oberschenkel eine Linie mit dem Oberkörper. Der Unterschenkel steht senkrecht. Das Bein danach wieder nach unten absenken und das Knie zurück unter die Hüfte führen, ohne es abzusetzen.

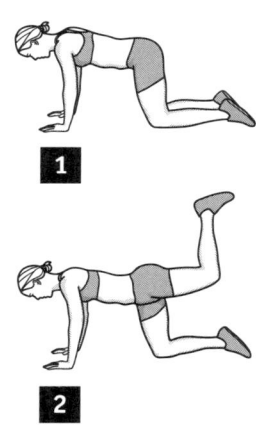

Einbeiniges Beckenheben

1. Die Rückenlage einnehmen. Ein Bein angewinkelt aufstellen. Das gegenüberliegende Bein angewinkelt nach oben nehmen, sodass der Oberschenkel senkrecht nach oben zeigt. Die Arme sind seitlich abgelegt. Die Handflächen zeigen zum Boden.
2. Das Becken so weit wie möglich nach oben schieben. Danach bis kurz vor Bodenkontakt absenken.

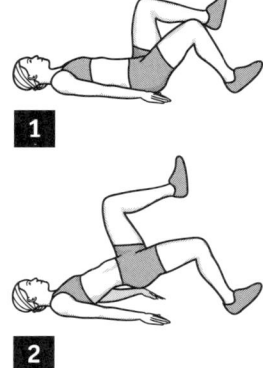

DIE ÜBUNGEN IM ÜBERBLICK

Krafttraining für den ganzen Körper

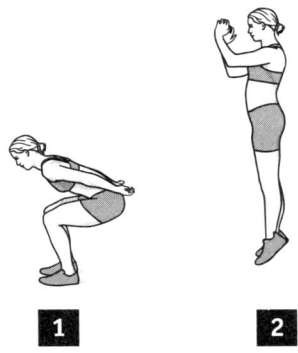

Kniebeugensprung

1. Die tiefe Kniebeugenposition einnehmen, die Arme nach hinten strecken und eng am Körper halten. Der Rücken ist gestreckt, der Blick schräg nach vorn zum Boden gerichtet.
2. Aus dieser Position einen Strecksprung ausführen und dabei die Arme mit nach oben nehmen. Sofort wieder in der tiefen Kniebeugenposition landen.

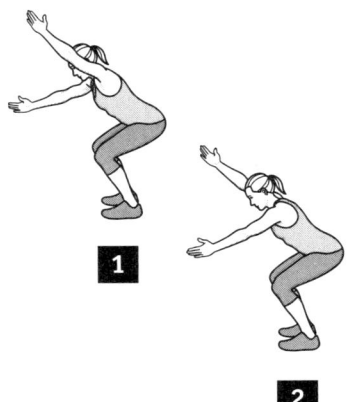

Armschere in der Kniebeuge

1. Die Kniebeugenposition einnehmen. Die Fußspitzen zeigen nach vorn. Die Knie sind über dem Mittelfuß ausgerichtet. Der Rücken ist gestreckt. Beide Arme nach vorn strecken, dabei einen Arm in Verlängerung des Oberkörpers nach oben, den anderen auf Schulterhöhe nach vorn strecken.
2. Abwechselnd den rechten und linken Arm nach oben anheben. Die Daumen zeigen dabei nach oben.

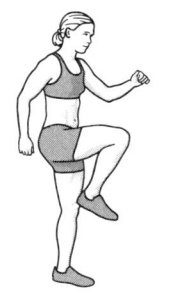

Sprinten auf der Stelle

Auf der Stelle zügig gehen oder sprinten. Dabei eine aufrechte Körperhaltung beibehalten. Die Arme gegengleich mitnehmen. Die Knie gern auch bis Hüfthöhe nach oben ziehen.

KRAFTTRAINING FÜR DEN GANZEN KÖRPER

Ausfallschritt

1. Einen aufrechten Stand mit hüftbreit geöffneten Füßen einnehmen.
2. Einen Ausfallschritt nach vorn ausführen. Das hintere Knie bis kurz vor Bodenkontakt absenken. Das vordere Knie bleibt über dem Mittelfuß ausgerichtet. Danach wieder in den Stand kommen und den Ausfallschritt im Wechsel ausführen. Die Hände an die Hüften legen oder die Arme gegengleich mitnehmen.

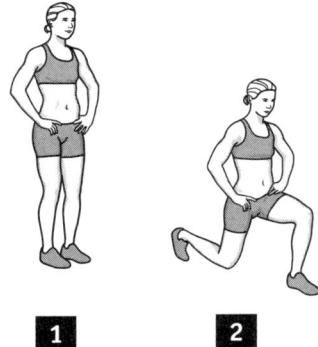

Planke

Einen Unterarmstütz einnehmen. Die Ellenbogen befinden sich dabei unter den Schultern. Das Becken bildet eine Linie zwischen Oberkörper und Oberschenkel. Die Wirbelsäule behält durch Anspannen der Rumpfmuskulatur ihre normale physiologische Krümmung bei. Diese Position halten.

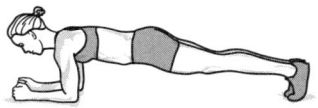

Zweipunktstütz

1. Eine Stützposition mit schulterbreit geöffneten Händen und Füßen einnehmen. Das Becken befindet sich in einer Linie zwischen Oberkörper und Oberschenkeln.
2. Über die Diagonale einen Arm und ein Bein gestreckt vom Boden anheben. Die Position halten und danach die Seiten wechseln.

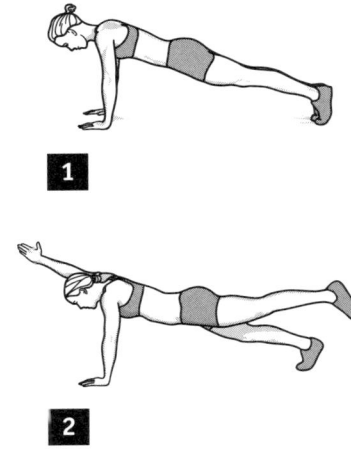

DIE ÜBUNGEN IM ÜBERBLICK

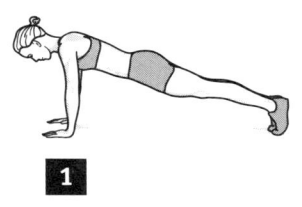

Liegestütz

1. Die Stützposition mit schulterbreit geöffneten Händen einnehmen.
2. Die Ellenbogen beugen und den Körper möglichst weit absenken. Die Oberarme bleiben dabei eng am Körper. Danach wieder nach oben drücken. Sprung-, Knie-, Hüft- und Schultergelenk bleiben während der Bewegungsausführung in einer Linie.

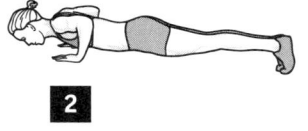

TIPP: Du kannst deine Knie ablegen, um die Übung zu erleichtern. Die Unterschenkel sind überkreuzt. Knie-, Hüft- und Schultergelenk befinden sich in einer Linie (siehe nächste Übung).

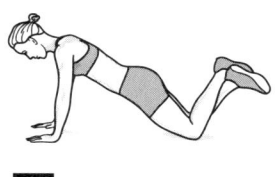

Liegestütz mit abgelegten Knien

1. Eine Stützposition einnehmen, bei der sich die Hände unter den Schultern und die Knie etwas hinter den Hüften befinden. Das Gesäß so weit absenken, bis Oberkörper und Oberschenkel in einer Linie sind. Unterschenkel anheben und kreuzen..
2. Die Ellenbogen beugen und den gesamten Körper langsam in Richtung Boden absenken. Die Oberarme bleiben dabei eng am Körper. Danach wieder nach oben drücken. Knie-, Hüft- und Schultergelenk bleiben bei der Bewegungsausführung in einer Linie.

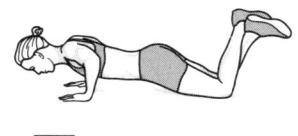

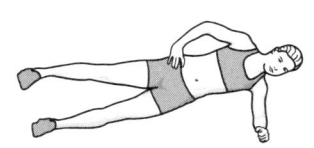

Seitstütz mit angehobenem Bein

Einen seitlichen Unterarmstütz mit gestreckten Beinen und übereinanderliegenden Füßen einnehmen. Dabei befindet sich der stützende Ellenbogen direkt unter der Schulter. Die freie Hand ist an der Hüfte angelegt. Der Körper befindet sich in einer Linie. Das obere Bein nach oben anheben und halten.

KRAFTTRAINING FÜR DEN GANZEN KÖRPER

Superman

1. Die Bauchlage mit gestreckten Armen einnehmen. Beide Arme sowie der Kopf sind leicht angehoben. Die Handflächen zeigen nach unten. Die Fußspitzen sind aufgestellt.
2. Die Arme nach oben anheben. Dabei die Schulterblätter bewusst zueinander ziehen. Danach die Arme wieder bis kurz vor Bodenkontakt absenken. Der Blick bleibt während der gesamten Bewegungsausführung nach unten gerichtet.

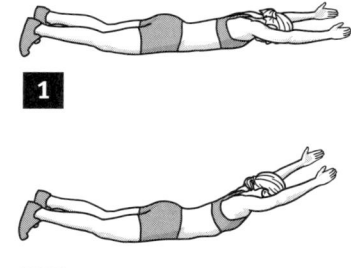

Erhöhter Dip

1. Mit dem Rücken vor eine Erhöhung stellen, zum Beispiel einen Stuhl, eine Box oder einen anderen stabilen Gegenstand. Aus dem Sitz die Handballen an der vorderen Kante abstützen und mit den Füßen weit nach vorn wandern. Die Fersen aufstellen. Die Arme sind gestreckt, der Po ist nah an der Sitzfläche.
2. Die Ellenbogen beugen und das Gesäß so weit nach unten absenken, dass die Ellenbogen noch etwas unter den Schultern bleiben. Danach wieder nach oben drücken.

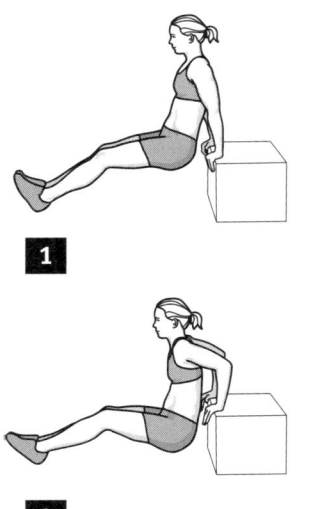

DIE ÜBUNGEN IM ÜBERBLICK

Dehnübungen

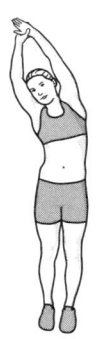

Seitliche Rumpfdehnung
Einen aufrechten Stand einnehmen. Die Arme nach oben strecken. Eine Hand greift das Handgelenk der anderen. Den Oberkörper auf die Seite der greifenden Hand neigen. Das Becken behält seine Position bei. Die greifende Hand verleiht der gegenüberliegenden Seite durch einen leichten Zug zur Seite und nach oben etwas mehr Länge.

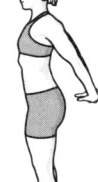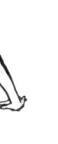

Brustmuskeldehnung
1. Im aufrechten, hüftbreiten Stand die Hände hinter dem Rücken greifen. Die Finger ineinander verzahnen. Die Schulterblätter aktiv nach hinten unten zueinanderziehen.
2. Die Arme nach hinten strecken und nach oben anheben. Das Brustbein dabei nach vorn oben anheben. Die Schulterblätter ziehen sich weiterhin zusammen. Das Gesäß leicht anspannen, um das Becken in einer stabilen Position zu halten. Die Dehnung ist in der Brustmuskulatur und auf der Arminnenseite zu spüren.

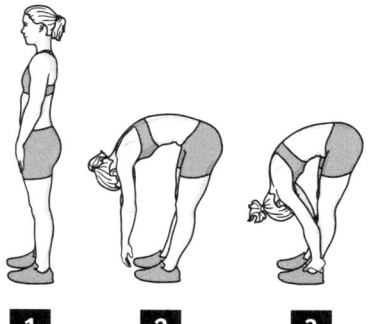

Dehnung der gesamten Körperrückseite
1. In einem aufrechten, hüftbreiten Stand mit gestreckten Beinen beginnen.
2. Das Kinn zum Brustbein ziehen und den Oberkörper Wirbel für Wirbel langsam nach unten abrollen, bis die Fingerspitzen oder die Hände die Fußspitzen berühren. Die Beine bleiben, wenn möglich, gestreckt, um eine intensive Dehnung auf der gesamten Körperrückseite zu spüren. Den Nacken entspannen.
3. Um die Dehnung zu intensivieren, die Sprunggelenke greifen und sich sanft noch etwas näher an die Beine heranziehen.

DEHNÜBUNGEN

Dehnung der Oberschenkelvorderseite

1. Einen aufrechten Stand einnehmen. Die Arme befinden sich se t-lich neben dem Körper.
2. Ein Bein nach hinten anwinkeln und mit der gleichseitigen Hand den Fuß am Sprunggelenk greifen. Die Ferse nah zum Gesäß heranziehen. Die Oberschenkel bleiben parallel zueinander ausgerichtet. Die aufrechte Haltung beibehalten.

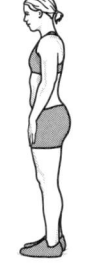
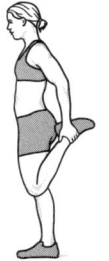

Dehnung der Oberschenkelinnenseite

1. In einer breiten Grätschposition beginnen. Die Hände in den Hüften abstützen. Ein Bein beugen und das Gewicht auf das gebeugte Bein verlagern. Den Oberkörper etwas nach vorn neigen, das Gesäß weit nach hinten schieben. Die Position halten.
2. Die Seite wechseln, indem das gebeugte Bein gestreckt wird. Das Gewicht auf die andere Seite verlagern.

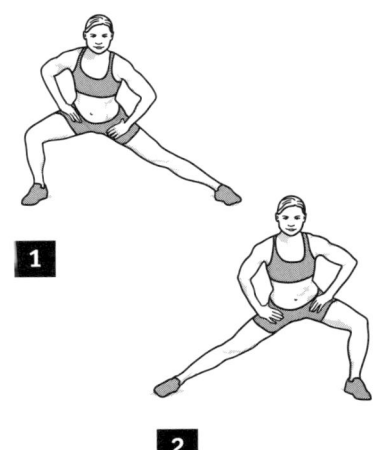

Dehnung der Wade und der Oberschenkelrückseite

Aus dem Stand eine Ferse so weit vorn aufstellen, dass die Oberschenkel noch parallel sind. Das vordere Bein ist gestreckt, das hintere leicht gebeugt. Beide Hände auf dem unteren Rücken ablegen und den gestreckten Oberkörper so weit nach vorn neigen, bis eine Dehnung in der Oberschenkelrückseite und der Wade des gestreckten Beins zu spüren ist.

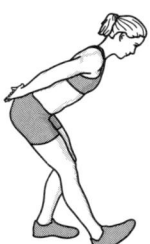

DIE ÜBUNGEN IM ÜBERBLICK

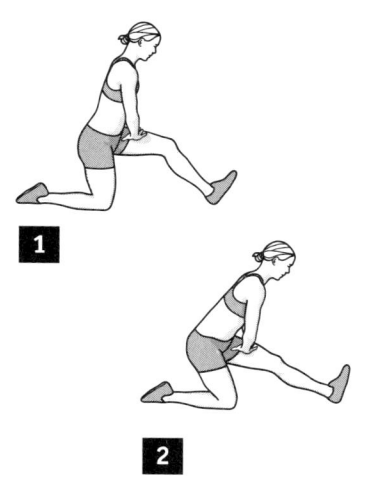

Beinrückseite dehnen im Kniestand

1. Aus der knienden Position einen Fuß nach vorn aufstellen, dann auf die Ferse kommen. Die Hände auf dem vorderen Oberschenkel ablegen. Die Wirbelsäule aufrichten und aus der Hüfte leicht nach vorn neigen.
2. Das vordere Bein strecken und die Fußspitze zum Schienbein heranziehen. Den Oberkörper weiter gestreckt nach vorn neigen. Das Gesäß schiebt nach hinten.

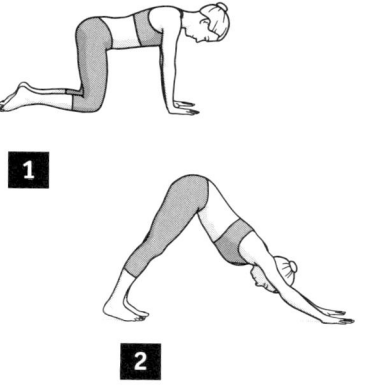

Herabschauender Hund

1. Den Vierfüßlerstand einnehmen. Die Hände sind direkt unter den Schultern. Die Knie sind hüftbreit geöffnet. Die Wirbelsäule ist gestreckt und stabil. Den Blick nach unten auf den Boden richten. Die Fußspitzen aufstellen.
2. Die Knie von der Matte lösen und das Gesäß weit nach hinten oben anheben, sodass Oberkörper und Beine ein umgedrehtes V bilden. Die Knie strecken. Den Nacken entspannen.

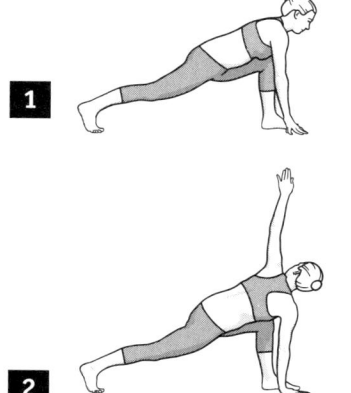

Hüftdehnung mit Rotation

1. Mit dem linken Fuß einen großen Ausfallschritt nach vorn machen. Das vordere Bein beugen, tief kommen und die Hände links und rechts neben dem Fuß auf dem Boden abstützen. Die Hände sind direkt unter den Schultern. Das hintere rechte Bein ist gestreckt, die Fußspitze aufgestellt. Den Rücken strecken und die Schultern von den Ohren wegziehen. Den Blick nach unten auf die Matte richten.
2. Die linke Hand vom Boden lösen und den Oberkörper nach links aufdrehen. Den linken Arm nach oben strecken. Den Blick nach oben zur linken Hand richten.

DEHNÜBUNGEN

Schneidersitz mit Vorbeuge

1. In einem aufrechten Sitz beginnen. Die Fußsohlen aneinanderlegen, mit beiden Händen die Füße greifen und die Wirbelsäule bewusst aufrichten. Die Hüfte entspannen, damit die Knie nach außen und unten fallen können.
2. Den Oberkörper aus der Hüfte nach vorn neigen. Die Schultern bleiben entspannt. Der Kopf hängt locker nach unten. Die Füße sanft mit den Händen nach vorn ziehen.

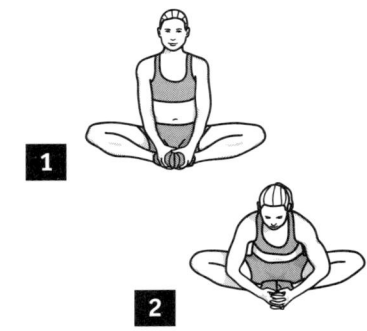

Gesäßdehnung in Rückenlage

1. In der Rückenlage beginnen. Die Füße aufstellen. Die Arme seitlich am Körper ablegen, die Handflächen zeigen nach unten.
2. Die Beine heranziehen, mit dem rechten Fuß den linken Oberschenkel kreuzen und das Bein knapp über dem Sprunggelenk auf dem Oberschenkel auflegen, sodass das rechte Knie nach außen zeigt. Mit beiden Händen den linken Oberschenkel greifen und zum Oberkörper heranziehen. Kopf und Schultern bleiben entspannt auf dem Boden liegen. Die Dehnung ist in der rechten Gesäßseite zu spüren. Das linke Bein etwas nach links ziehen, um die Dehnung zu intensivieren.

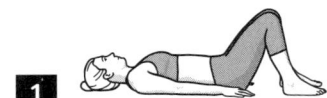
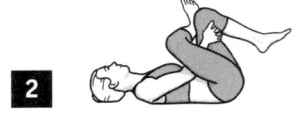

TIPP: Diese Übung dehnt den Ischiasnerv und ist gerade bei Verspannungen und Schmerzen in diesem Bereich eine wohltuende Hilfe.

Liegende Rotation

1. Aus der Rückenlage den ganzen Körper auf die rechte Seite drehen. Die Beine anwinkeln, sodass Hüfte und Knie rechtwinklig gebeugt sind und aufeinanderliegen. Die Schultern sind übereinander, die Arme gestreckt. Auch der Kopf dreht zur rechten Seite.
2. Den linken Arm gestreckt nach oben und über einen weiten Bogen nach hinten führen, sodass der gesamte Oberkörper nun nach links aufdreht. Der Kopf dreht nach links mit. Die Beine bleiben in ihrer Position, das Becken bleibt stabil. Die Dehnung ist in der gesamten linken Körperseite zu spüren.

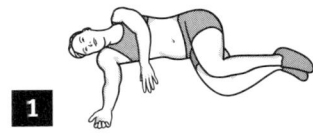
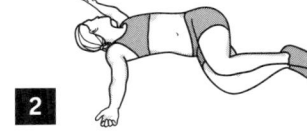

DIE ÜBUNGEN IM ÜBERBLICK

Yoga

HINWEIS: Achte während der Ausführung der folgenden Yogaübungen auf eine langsame und fließende Atmung. In den dynamischen Übungen verbindest du Atmung und Bewegung zu einem harmonischen Bewegungsfluss. Du nimmst zum Beispiel beim Einatmen die Arme nach oben und beim Ausatmen wieder nach unten. Bei Übungen, in denen die Position gehalten wird, atmest du wie gewohnt ein und aus.

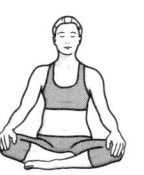

Atmen

Einen aufrechten Schneidersitz einnehmen. Die Wirbelsäule ist aufgerichtet. Die Schulterblätter sanft nach hinten unten bewegen. Den Kopf mittig ausbalancieren. Das Gesicht entspannen. Die Hände ruhen auf den Knien. Langsam und gleichmäßig durch die Nase ein- und ausatmen.

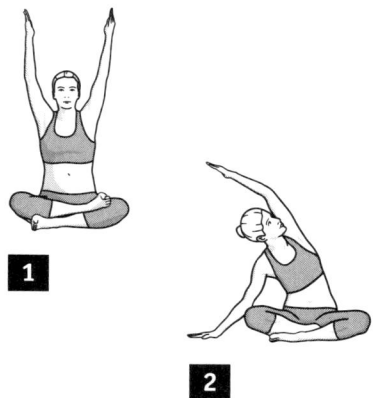

Schwingender Schneidersitz

1. Im aufrechten Schneidersitz die Arme über die Seite nach oben anheben. Die Arme sind mindestens schulterbreit geöffnet. Die Schultern ziehen weg von den Ohren. Dabei einatmen.
2. Den Oberkörper nach rechts neigen. Mit der rechten Hand abstützen und den linken Arm weit nach rechts oben strecken. Dabei ausatmen. Den Bewegungsablauf anschließend zur anderen Seite wiederholen. Dabei einatmend die Arme nach oben nehmen und mit dem Ausatmen nach links neigen.

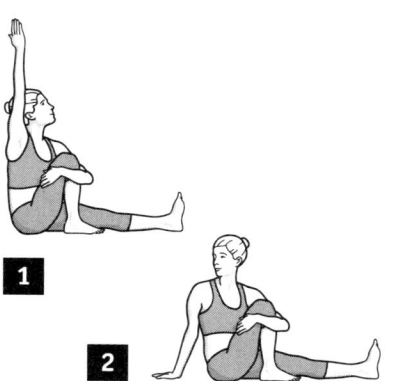

Drehsitz

1. Im aufrechten Sitz das linke Bein nach vorn austrecken. Den rechten Fuß heranstellen, sodass er auf Höhe des linken Knies steht. Das rechte Bein mit dem linken Arm umgreifen. Den rechten Arm nach oben strecken, um die Wirbelsäule aufzurichten. Dabei einatmen.
2. Den Oberkörper zur rechten Seite drehen. Den rechten Arm nach unten nehmen und die Hand knapp hinter dem Gesäß abstützen. Den Blick über die rechte Schulter richten. Dabei ausatmen.

Katze und Kuh

1. Den Vierfüßlerstand einnehmen. Die Hände sind direkt unter den Schultern. Die Knie sind hüftbreit geöffnet. Die Wirbelsäule ist gestreckt und stabil. Den Blick nach unten auf den Boden richten. Den Rücken nach oben runden. Das Kinn zum Brustbein heranziehen. Mit den Händen kräftig in den Boden schieben. Den Bauchnabel weit nach oben ziehen. Das Becken einrollen, sodass die Sitzbeinhöcker zum Boden zeigen.
2. Die Wirbelsäule in ein sanftes Hohlkreuz strecken. Den Blick nach vorn oben richten. Die Schulterblätter hinten aktiv zusammenziehen, um das Brustbein nach vorn oben anzuheben. Der Bauchnabel sinkt nach unten in Richtung Boden. Das Becken nach vorn kippen, sodass die Sitzbeinhöcker nach oben zeigen. Das Beugen und Strecken fließend miteinander verbinden.

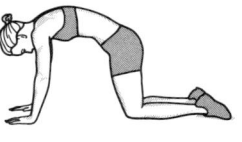
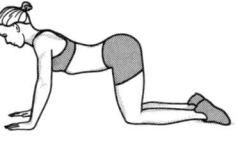

Elefant durchs Nadelöhr

1. Den Vierfüßlerstand einnehmen. Die Hände sind direkt unter den Schultern. Die Knie sind hüftbreit geöffnet.
2. Die linke Hand lösen und mit dem Oberkörper so weit wie möglich nach links oben aufdrehen. Den Blick nach oben zur linken Hand richten. Dabei einatmen. Beide Arme sind gestreckt.
3. Den linken Arm wieder nach unten bringen und unter der Brust am rechten Arm vorbei so weit zur anderen Seite schieben, bis die linke Schulter kurz vor Bodenkontakt ist. Dabei ausatmen. Wieder zurückdrehen und nach oben öffnen.

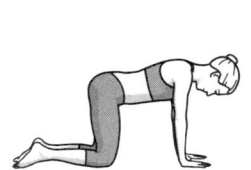
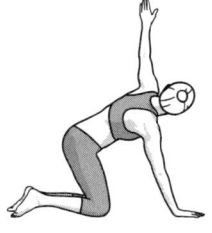
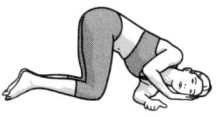

DIE ÜBUNGEN IM ÜBERBLICK

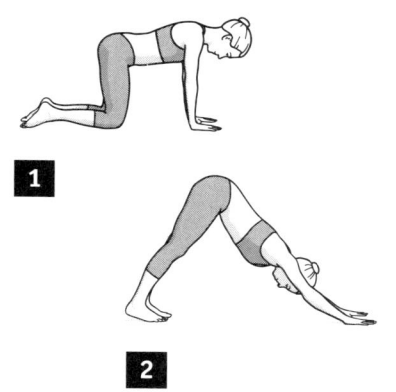

Herabschauender Hund

1. Den Vierfüßlerstand einnehmen. Die Hände sind direkt unter den Schultern. Die Knie sind hüftbreit geöffnet. Die Wirbelsäule ist gestreckt und stabil. Den Blick nach unten auf den Boden richten. Die Fußspitzen aufstellen.
2. Die Knie von der Matte lösen und das Gesäß weit nach hinten oben anheben, sodass Oberkörper und Beine ein umgedrehtes V bilden. Die Knie strecken. Den Nacken entspannen.

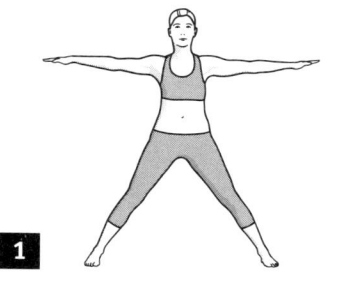
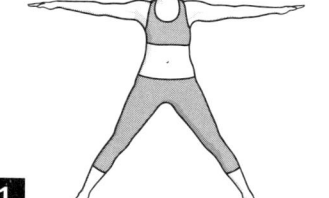

Stehende Grätsche

1. Eine mehr als schulterbreite Grätschposition mit gestreckten Beinen einnehmen. Die Oberschenkelmuskulatur ist aktiv, die Haltung aufrecht. Die Arme auf Schulterhöhe zur Seite strecken.
2. Den Oberkörper mit gestrecktem Rücken nach vorn neigen, die Arme absenken und die Hände auf dem Boden abstützen. Die Beine aktiv strecken; die Sitzbeinhöcker nach hinten oben und auseinanderschieben. Den Oberkörper dabei so weit wie möglich zwischen die Beine bringen.

TIPP: Alternativ können auch die Sprunggelenke seitlich gegriffen werden, um die Dehnung zu intensivieren.

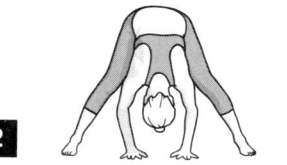
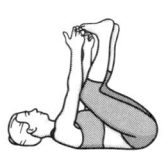

Happy Child

In der Rückenlage beginnen, die Beine angewinkelt zum Körper ziehen, sodass die Fußsohlen nach oben zeigen. Die Knie nach außen öffnen. Jeweils den großen Zeh mit Zeige- und Mittelfinger jeder Hand greifen. Mit den Händen einen sanften Druck von oben nach unten ausüben, um die Knie weiter in Richtung des Bodens zu schieben. Der gesamte Rücken bleibt auf dem Boden liegen.

Deine Vorlagen zum Ausfüllen

In den ersten beiden Tabellen kannst du deine Gewichtsveränderungen festhalten. Sie sind auf zwei Wochen ausgelegt. Nutze sie als Vorlage und lege dir ein Notizbuch an oder halte deine Gewichtsveränderungen in deinem Smartphone fest. Für den Bodycheck ist alles, was du brauchst, ein Maßband. Wie du deine Maße am besten misst, steht auf Seite 22/23.

Mein Gewicht: _____ kg Datum: _____		
Woche von _____ bis _____		
Tag/Datum	Gewicht (kg)	Notizen
Woche von _____ bis _____		
Tag/Datum	Gewicht (kg)	Notizen
Woche von _____ bis _____		
Tag/Datum	Gewicht (kg)	Notizen
Woche von _____ bis _____		
Tag/Datum	Gewicht (kg)	Notizen

Bodycheck – meine Körpermaße				
Woche von _____ bis _____				
Tag/Datum	Oberarm	Taille	Po	Oberschenkel
Woche von _____ bis _____				
Tag/Datum	Oberarm	Taille	Po	Oberschenkel
Woche von _____ bis _____				
Tag/Datum	Oberarm	Taille	Po	Oberschenkel
Woche von _____ bis _____				
Tag/Datum	Oberarm	Taille	Po	Oberschenkel

ANHANG

Übungsregister

A

Armschere in der Kniebeuge 93, 97, 107, 119, 128, 132
Atmen 111, 140
Ausfallschritt 73, 87, 101, 115, 119, 133
Ausfallschritt mit Rotation 54

B

Beine heben und senken 63, 77, 91, 105, 113, 121, 125
Beinheben im Vierfüßlerstand 67, 81, 95, 109, 131
Beinrückenseite dehnen in Rückenlage 58
Beinrückseite dehnen im Kniestand 75, 89, 103, 138
Bergsteiger 65, 71, 79, 85, 93, 99, 107, 113, 119, 128
Brücke 65, 79, 93, 107, 119, 129
Brustmuskeldehnung 75, 89, 103, 117, 136
Burpee 65, 71, 79, 85, 93, 99, 107, 113, 127

C

Crunch 63, 77, 91, 105, 113, 121, 125
Crunch aus dem Vierfüßlerstand 54

D

Dehnung der gesamten Körperrückseite 83, 136
Dehnung der Oberschenkelinnenseite 83, 137
Dehnung der Oberschenkelvorderseite 83, 137
Dehnung der Wade und der Oberschenkelrückseite 83, 137
Drehsitz 111, 140

E

Einbeiniges Beckenheben 67, 81, 95, 109, 131
Elefant durchs Nadelöhr 111, 141
Erhöhter Dip 97, 135

F

Frontstütz mit Armheben 57

G

Gehen im herabschauenden Hund 55
Gesäßdehnung in Rückenlage 60, 75, 89, 103, 117, 139
Gleitender Ausfallschritt 67, 81, 95, 109, 130
Gleitender seitlicher Ausfallschritt 67, 81, 95, 109, 130

H

Hampelmann 65, 79, 93, 107, 119, 126
Happy Child 111, 142
Herabschauender Hund 75, 89, 103, 111, 117, 138, 142
Hüftdehnung mit Rotation 75, 89, 103, 117, 138
Hüftrotation 56

K

Käfer 63, 77, 91, 105, 113, 121, 124
Katze und Kuh 111, 141
Kindposition 61
Kniebeuge 65, 79, 87, 93, 95, 107, 127
Kniebeugen halten 54
Kniebeugensprung 67, 71, 73, 81, 85, 95, 97, 99, 101, 109, 113, 115, 119, 131 f.
Kobra 58

L

Liegende Drehung 60
Liegende Rotation 75, 89, 103, 117, 139
Liegestütz 73, 87, 101, 115, 134
Liegestütz mit abgelegten Knien 97, 134

M

Mobilisation der Brustwirbelsäule 56

P

Paddeln in Bauchlage 65, 79, 93, 107, 119, 129
Planke 63, 68 f., 73, 77, 87, 91, 99, 101, 105, 113, 115, 121, 124, 133

S

Schneidersitz mit Vorbeuge 75, 89, 103, 117, 139
Schwingender Schneidersitz 111, 140
Seilspringen 65, 79, 93, 107, 119, 126
Seitliche Rumpfdehnung 59, 75, 89, 103, 117, 136
Seitlicher Ausfallschritt 58, 67, 81, 95, 109, 130
Seitlicher Crunch 63, 77, 91, 105, 113, 121, 125
Seitstütz 63, 77, 91, 105, 113, 121, 124
Seitstütz mit angehobenem Bein 73, 87, 101, 115, 134
Sprinten auf der Stelle 93, 107, 119, 126, 132
Standwaage 57
Stehende Grätsche 111, 142
Stehende Vorbeuge 59
Superman 73, 87, 101, 115, 135

T

Tiefer Ausfallschritt 60

W

Wandsitz 67, 81, 95, 109, 130
Wirbelsäulenmobilisation im Vierfüßlerstand 55

Z

Zweipunktstütz 93, 107, 119, 128, 133